中医历代名家学术研究丛书

主编 潘桂娟

杨卫彬 林亭秀 编著

尤在泾

Academic Research Series of Famous
Doctors of Traditional Chinese
Medicine through the Ages

"十三五"国家重点图书出版规划项目

U0308658

中国中医药出版社

·北 京·

图书在版编目（CIP）数据

中医历代名家学术研究丛书. 尤在泾 / 潘桂娟主编；杨卫彬，林亭秀编著 . —北京：中国中医药出版社，2017.9
ISBN 978-7-5132-1756-9

Ⅰ.①中… Ⅱ.①潘…②杨…③林… Ⅲ.①中医学－临床医学－经验－中国－清代 Ⅳ.①R249.1

中国版本图书馆 CIP 数据核字（2013）第 291778 号

中国中医药出版社出版

北京市朝阳区北三环东路 28 号易亨大厦 16 层
邮政编码 100013
传真 010 64405750
河北新华第二印刷有限责任公司印刷
各地新华书店经销

开本 880×1230 1/32 印张 6.5 字数 166 千字
2017 年 9 月第 1 版 2017 年 9 月第 1 次印刷
书号 ISBN 978－7－5132－1756－9

定价 45.00 元
网址 www.cptcm.com

社 长 热 线 010-64405720
购 书 热 线 010-89535836
侵 权 打 假 010-64405753

微信服务号 **zgzyycbs**
微商城网址 **https://kdt.im/LIdUGr**
官 方 微 博 **http://e.weibo.com/cptcm**
天猫旗舰店网址 **https://zgzyycbs.tmall.com**

如有印装质量问题请与本社出版部联系（010 64405510）

项目来源及国家重点图书出版计划

2005 年度国家 "973" 计划课题 "中医理论体系框架结构与内涵研究"（编号：2005CB532503）

2009 年度科技部基础性工作专项重点项目 "中医药古籍与方志的文献整理"（编号：2009FY120300）子课题 "古代医家学术思想与诊疗经验研究"

2013 年度国家 "973" 计划项目 "中医理论体系框架结构研究"（编号：2013CB532000）

国家中医药管理局重点研究室 "中医理论体系结构与内涵研究室" 建设规划

"十三五" 国家重点图书、音像、电子出版物出版规划（医药卫生）

前言

中医理论肇始于《黄帝内经》《难经》，本草学探源于《神农本草经》，辨证论治及方剂学发轫于《伤寒杂病论》。在此基础上，历代医家结合自身的思考与实践，提出独具特色的真知灼见，不断革故鼎新，充实完善，使得中医药学具有系统的知识体系结构、丰富的原创理论内涵、显著的临床诊治疗效、深邃的中国哲学背景和特有的话语表达方式。历代医家本身就是"活"的学术载体，他们刻意研精，探微索隐，华叶递荣，日新其用。因此，中医药学发展的历史进程，始终呈现出一派继承不泥古、发扬不离宗的繁荣景象。

中国中医科学院中医基础理论研究所，自2008年起相继依托2005年度国家"973"计划课题"中医学理论体系框架结构与内涵研究"、2009年度科技部基础性工作专项重点项目"中医药古籍与方志的文献整理"子课题"古代医家学术思想与诊疗经验研究"、2013年度国家"973"计划项目"中医理论体系框架结构研究"，以及国家中医药管理局重点研究室"中医理论体系结构与内涵研究室"建设规划，联合北京中医药大学等16所高等院校及科研和医疗机构的专家、学者，选取历代具有代表性或学术特色突出的医家，系统地阐释与解析其代表性学术思想和诊疗经验，旨在发掘与传承、丰富与完善中医理论体系，为提升中医师理论水平和临床实践能力和水平提供参考和借鉴。本套丛书即是此系列研究阶段性成果总结而成。

综观历史，凡能称之为"大医"者，大都博览群书，学问淹博赅洽，集百家之言，成一家之长。因此，我们以每位医家独立成书，尽可能尊重原著，进行总结、提炼和阐发。此外，本丛书的另一个特点是，将医家特色学术观点与临床实践相印证，尽可能选择一些典型医案，用以说明理论的实践价值，便于临床施用。本丛书现已列入《"十三五"国家重点图书、音像、电子出版物出版规划》中的"医药卫生"重点图书出版计划，并将于"十三五"期间完成此项出版计划，拟收载历代102名中医名家，总字数约1600万。

丛书各分册作者，有中医基础学科和临床学科的资深专家、国家及行业重点学科带头人，也有中青年教师、科研人员和临床医师中的学术骨干，分别来自全国高等中医院校、科研机构和临床单位。从学科分布来看，涉及中医基础理论、中医各家学说、中医医史文献、中医经典及中医临床基础、中医临床各学科。全体作者以对中医药事业的拳拳之心，共同努力和无私奉献，历经数年成就了这份艰巨的工作，以实际行动切实履行了传承、运用、发展中医药学术的重大使命。

在完成上述科研项目及丛书撰写、统稿与审订的过程中，研究团队暨编委会和审订委员会全体成员，精益求精之心始终如一。在上述科研项目负责人、丛书总主编、中国中医科学院中医基础理论研究所潘桂娟研究员主持下，由常务副主编张宇鹏副研究员、陈曦副研究员及各分题负责人——翟双庆教授、刘桂荣教授、郑洪新教授、邢玉瑞教授、钱会南教授、马淑然教授、文颖娟教授、陆翔教授、杨卫彬研究员、崔为教授、柳亚平副教授、江泳副教授、王静波博士等，以及医史文献专家张效霞副教授，分别承担或参与了团队的组织和协调，课题任务书和丛书编写体例的起草、修订和具体组织实施，各单位课题研究任务的落实和分册文稿编写和审订等工作。编委会还多次组织工作会议和继续教育项目培训，组织审订委员会专家复审和修订；最终由总主编逐册复审、修订、统稿并组织作者再次修订各分册文稿。自 2015 年 6 月开始，编委会将丛书各分册文稿陆续提交中国中医药出版社，拟于 2019 年 12 月之前按计划完成本套丛书的出版。

2016 年 3 月，国家中医药管理局颁布了《关于加强中医理论传承创新的若干意见》，指出"加强对传承脉络清晰、理论特色鲜明的古代医家的学术思想研究，深入研究中医对生命、健康与疾病认知理论，系统总结中医养生保健、防病治病理论精华，提升中医理论指导临床实践和产品研发的能力，切实传承中医生命观、健康观、疾病观和预防治疗观"。上述项目研究及丛书的编写，是研究团队对国家层面"加强中医理论传承与创新"号召的积极响应，体现了当代中医学人敢于担当的勇气和矢志不渝的追求！通过此项全国协作的系统工程，凝聚了中医医史、文献、理论、临床研究的专门人才，培育了一支专业化的学术队伍。

在此衷心感谢中国中医科学院及其所属中医基础理论

研究所、中医药信息研究所、研究生院，以及北京中医药大学、陕西中医药大学、山东中医药大学、云南中医学院、安徽中医药大学、辽宁中医药大学、浙江中医药大学、成都中医药大学、湖南中医药大学、长春中医药大学、黑龙江中医药大学、南京中医药大学、河北中医学院、贵阳中医药大学、中日友好医院等16家科研、教学、医疗单位，对此项工作的大力支持！衷心感谢中国中医药出版社有关领导及华中健编审、伊丽紫博士及全体编校人员对丛书编写及出版的大力支持！

本丛书即将付梓之际，百余名作者感慨万千！希望广大读者透过本丛书，能够概要纵览中医药学术发展之历史脉络，撷取中医理论之精华，传承千载临床之经验，为中医药学术的振兴和人类卫生保健事业做出应有的贡献！

由于种种原因，书中难免有疏漏之处，敬请读者不吝批评指正，以促进本丛书不断修订和完善，共同推进中医药学术的继承与发扬！

《中医历代名家学术研究丛书》编委会

2016年9月

凡

例

一、本套丛书选取的医家，均为历代具有代表性或特色学术思想与临床经验的名家，包括汉代至晋唐医家 6 名、宋金元医家 18 名、明代医家 25 名、清代医家 46 名、民国医家 7 名，总计 102 名。每位医家独立成册，旨在对医家学术思想与诊疗经验等内容进行较为详尽的总结阐发，并进行精要论述。

二、丛书的编写，本着历史、文献、理论研究有机结合的原则，全面解读、系统梳理和深入研究医家原著，适当参考古今有关该医家的各类文献资料，对医家学术思想和诊疗经验，加以发掘、梳理、提炼、升华、概括，将其中具有理论意义、实践价值的独特内容阐发出来。

三、丛书在总体框架上，要求结构合理、层次清晰；在内容阐述上，要求概念正确、表述规范，持论公允、论证充分，观点明确、言之有据；在分册体量上，鉴于每个医家的具体情况不同，总体要求控制在 10 万～20 万字。

四、丛书每一分册的正文结构，分为"生平概述""著作简介""学术思想""临证经验"与"后世影响"五个独立的内容范畴。各分册将拟论述的内容按照逻辑与次序，分门别类地纳入以上五个内容范畴之中。

五、"生平概述"部分，主要包括医家姓名字号、生卒年代、籍贯等基本信息，时代背景、从医经历以及相关问题的考辨等。

六、"著作简介"部分，逐一介绍医家的著作名称（包括现存、已经亡佚又经后人辑复的著作）、卷数、成书年代、主要内容、学术价值等。

七、"学术思想"部分，分为"学术渊源"与"学术特色"两部分进行论述。前者重在阐述医家之家传、师承、私淑（中医经典或前代医家思想对其影响）关系，重点发掘医家学术思想的历史传承与学术渊源；后者主要从独特的学术见解、学术成就、学术特点等方面，总结医家的主要学术思想特色。

八、"临证经验"部分，重点考察和论述医家学术著作中的医案、医论、医话，并有选择地收集历代杂文笔记、地方志等材料，从中提炼整理医家临床诊疗的思路与特色，发掘、总结其独到的诊治方法。此外，还根据医家不同情况，以适当方式选录部分反映医家学术思想与临证特色的医案。

九、"后世影响"部分，主要包括"学术影响与历代评价""学派传承（学术传承）""后世发挥"和"国外流传"等内容。其中，对医家的总体评价，重视和体现学术界共识和主流观点，在此基础上，有理有据地阐明新见解。

十、附以"参考文献"，标示引用著作名称及版本。同时，分册编写过程中涉及的期刊与学位论文，以及未经引用但能体现一定研究水准的期刊与学位论文也一并列出，以充分体现对该医家研究的整体状况。

十一、附以丛书全部医家名录，依照年代时间先后排列，以便查检。

十二、丛书正文标点符号使用，依据《中华人民共和国国家标准标点符号用法》（GB/T 15834–2011）。医家原书中出现的俗字、异体字等一律改为简化正体字，个别不能对应简化字的繁体字酌予保留。

《中医历代名家学术研究丛书》编委会

2016 年 9 月

内容提要

　　尤怡，字在泾（一作在京），号拙吾，晚号饲鹤山人，生年不详，卒于清乾隆十四年（1749）；江苏长洲（今江苏苏州）人，清代著名医家。所著《伤寒贯珠集》和《金匮要略心典》为注解《伤寒杂病论》之上乘佳作。其于《伤寒论》研究，以法类证，融会贯通；对《金匮要略》的注释，荟萃诸家，钩玄典要。其学多以喻嘉言为宗，论病抓纲重法，临证喜用经方，又善于裁制时方。治杂病，燮理阴阳、刚柔相济而法出张仲景；重视脾肾阳气、善用甘温而颇似李中梓、李东垣；医案立方稳朴，轻灵平正，说理简要，且不拘成法，详审病机，医术精湛。本书内容包括尤在泾的生平概述、著作简介、学术思想、临证经验、后世影响等。

尤怡,字在泾(一作在京),号拙吾,晚号饲鹤山人,生年不详,卒于清乾隆十四年(1749);江苏长洲(今江苏苏州)人,清代著名医家。著有《伤寒贯珠集》《金匮要略心典》《金匮翼》《静香楼医案》《医学读书记》等。其中,《伤寒贯珠集》和《金匮要略心典》为其注解《伤寒杂病论》之上乘佳作,一直为后世伤寒研究学者所推崇。其于《伤寒论》研究,以法类证,融会贯通;对《金匮要略》的注释,荟萃诸家,钩玄典要,且与临证心得相结合。尤在泾在中医学史上,特别是在张仲景学术研究方面,对后世产生了深远的影响。

现代以来,有关尤在泾的专题学术论文,经中国知网(CNKI)检索,自 1954～2015 年,有期刊论文 51 篇,学位论文 2 篇,会议论文 1 篇,报刊论文 1 篇。上述学术论文的内容,主要涉及尤在泾注释《伤寒论》与《金匮要略》的学术特点、尤在泾某些学术观点探讨和临床诊治经验总结等。目前,尚未见到专门总结论述尤在泾学术成就与学术特色的专著。

本次整理研究,以全面深入研读、梳理尤在泾原著内容为基础,进而比较系统地论述和阐明尤在泾的学术思想和临证经验,力图体现以下特点:忠于原著,提炼精华,提要钩玄。重点论述其研究《伤寒论》和《金匮要略》的特点。同时,选择其杂病诊治和成方运用的经验加以扼要介绍。

本次整理研究依据的尤在泾著作版本:《伤寒贯珠集》,

朱陶性校，上海卫生出版社 1956 年出版。《金匮要略心典》，上海中医学院中医基础理论教研组校，上海人民出版社 1975 年出版。《医学读书记》，王新华校，江苏科学技术出版社 1983 年出版。《金匮翼》，许有玲校，中国中医药出版社 1996 年出版。《尤在泾医学全书》，孙中堂主编，中国中医药出版社 1999 年出版。《柳选四家医案》，盛燕江校，中国中医药出版社 2008 年出版。

在本书编写过程中，研究生杨钊田、夏小珣、王文文等在文献检索、资料编撰、校对统稿等方面做了大量工作，在此一并致谢。同时也对所引用文献的作者及支持本项研究的各位同仁表示衷心的感谢！

中国中医科学院　杨卫彬　林亭秀
2015 年 6 月

目录

尤在泾

生平概述

尤怡，字在泾（一作在京），号拙吾，晚号饲鹤山人，生年不详，卒于清乾隆十四年（1749）；江苏苏州人，清代著名医家。他所著《伤寒贯珠集》和《金匮要略心典》，为注解《伤寒杂病论》之上乘佳作。其于《伤寒论》研究，以法类证，融会贯通；对《金匮要略》的注释，荟萃诸家，钩玄典要。其学多以喻嘉言为宗，论病抓纲重法，临证喜用经方，又善于裁制时方。其治杂病，燮理阴阳、刚柔相济而法出张仲景，重视脾肾阳气、善用甘温而颇似李中梓、李东垣；医案立方稳朴，轻灵平正，说理简要，且不拘成法，详审病机，医术精湛。

尤在泾在中医学史上，特别是在张仲景学术研究方面，对后世产生了深远的影响。

一、时代背景

清朝初期，社会从动荡不安、连年战乱过渡到稳定的太平盛世，即历史上所谓"康乾盛世"。尤在泾生活于清雍正、乾隆年间，正是考据的鼎盛时期，医家们孜孜不倦，致力于古典医籍的整理、注释研究，涌现出大批注释、研究医学经典的重要著作。这些研究成果，促进了中医的跨越式发展，为后世医学向前推进做出了巨大贡献。尤在泾生于此时，又居于生活富庶的江浙地区，具备了成为医学名家的天时、地利、人和条件。

明清时期，江浙地区社会相对稳定，经济繁荣，人口稠密，交通四通八达，为医学的发展奠定了社会基础。而多次瘟疫大面积流行，也是此时期重要的历史特点。据初步统计，清代共出现瘟疫 72 次，从首次至末次流行时间跨度为 258 年，出现频率为 3.58，也就是说，清代平均 3.58 年就出现一次瘟疫。这促进了温病学派的兴起和发展。在吴又可的《瘟疫论》、戴天章的《广瘟疫论》和余霖的《疫疹一得》基础上，叶天士《温热论》的卫气营血辨证使温热病彻底从伤寒病中独立出来，自成体系。与叶天士同郡的薛雪，其《湿热条辨》更弥补了叶天士详论温热、略论湿热的不足，使温病学的发展渐趋完善。

尤在泾生活在江苏苏州，促使他重视瘟疫之邪对人体健康的影响。他在《金匮翼》卷首设立专篇，归纳治疗瘟疫五法：其一，若表里俱病，而盛于表者，用李东垣普济消毒饮之法。其二，若病不在表，又不在里，而独行中道者，用吴又可达原饮之法。其三，若表热既盛，里证复急，治表治里，救疗不及者，欲表里双解，用陶尚文三黄石膏汤之法。其四，若邪气独盛于表，而里无热证者，用活人败毒散之法。其五，若寒湿独行，而病在肌皮胸膈者，则用苏东坡圣散子之法。

另外，值得一提的是，尤在泾与叶天士所处的年代相近，又为同乡（江苏苏州人），他曾与叶天士同游于马俶（元仪）之门，其临证用药受到了叶天士的影响。有学者对尤在泾和叶天士、李中梓、缪希雍、薛立斋、张景岳、孙一奎、王肯堂等的临证处方进行对比，发现尤在泾与李中梓等师徒之间在温性药的补气、补血药的用法是一脉相承的，但与叶天士的处方特点最为接近，二者在常用 8 味中药（人参、熟地黄、当归、黄芪、附子、白芍、柴胡、升麻）的归经、补益功效指标等方面均聚为一类。可见，尤在泾既承师传，又自创新路，同时受到叶天士的熏陶和温病学说兴起的影响，形成了独具特色的学术风格。

二、生平纪略 🦢

尤在泾年少时家贫而笃学，其孙尤世楠所作《家传》说："析产，大夫受天卅亩，继又以事弃去，遂为窭人。某年除夕，漏鼓移盘无粒米，大母偕吾父枯坐一室中，灯半灭，大夫方卖字于佛寺，晨光透，乃携数十钱易米负薪而归。"

尤在泾初学医时，无医名于世，仅凭妻子做针线活度日，而妻子因积劳成疾，与世长辞，尤在泾为追悼亡妻，之后20年都没有续弦。正如其孙所云："业医始不著于时，大母以针指左食。严寒鸡数鸣，刀尺犹未离手。卒以是致疾，大夫时悼之，不蓄姬妾者廿年。"（《金匮翼·序》）这在其诗文《杂感》三篇中也可得到佐证。

尤在泾医术精湛且工诗善书，如岳岩老人于《金匮翼》序中所言："在泾不专以医名，其所为诗，必宗老杜，一如其医之，必宗仲景云。"其人善交游，以诗会友，当时名流顾秀野、沈德潜、徐龙友、李客山等皆幕其学识，共结城南诗社。其孙曰："大父甚贫困，往来皆一时名流。"其诗多宗唐代杜甫，而文章颇似王安石，其诗文收于《北田吟稿》而传世，部分诗作被沈德潜收入《国朝诗别裁集》（又名《清诗别裁集》）。又据《吴县志·艺术》记载，尤在泾亦"间作古文时文，绝类唐荆川"（唐荆川乃明代文学家，《明史本传》称其"于学无所不窥"）。

沈德潜于《清诗别裁集》中谓其"欲晦姓名，诗亦不求人知，而重其诗者，谓得唐贤三昧，远近无异词云"，并收录尤在泾诗词9首，其中《山居杂兴》中可见尤氏超然脱尘之品性，《刘东郊归自关中述华山之游为作诗纪之》可见其尊唐慕古之诗才。《杂感》3篇则情真意切，篇一道其农耕劳作，却怡然自乐不厌其苦，思慕先贤"高下不相慕"之风尚；篇二言其妻英年早逝，欲追随其妻却不舍儿女，其为夫之情深意重，为人父之舐犊情深（诗曰：明月流素影，照我室中帷。清光缺夏满，佳人难再期。宝镜不复开，玉琴生网丝。翩翩双黄鸟，巢我庭树枝。雄衔原上草，雌啄泽间泥。辛苦被流渗，一旦伤其雌。身死亦何言，悲此巢中儿）；篇三自言心声，并非没有鸿鹄之志，只因个人天资有限，时运未济，故需循序渐进。如此谦逊谨慎，比之于时人好高骛远，可谓贤哉！另《晚晴簃诗汇·卷六十三》尚收录尤在泾诗 7 首。

尤在泾虽博学多才，却淡泊名利，不涉仕途。如尤世楠在《家传》所载："楠自晓事后，未见有一杂宾至者。性沉静，淡于名利，晚年治病颇精，稍暇即读书。"他晚年隐居于花溪，从医之余，亦读书、作诗、观鱼、饲鹤，故又名饲鹤老人，足见其性情举止超然如闲云野鹤。在临终前，他向家人索要纸笔，留下绝笔诗曰："椰瓢松尘有前缘，交好于今三十年，曲水传觞宜有后，旗亭书壁猥于前。病来希逸春无分，老至渊明酒已捐，此后音上都隔断，新诗那得到重泉。"（《金匮翼·大父拙吾府君家传》）尤氏病逝于乾隆十四年。

尤在泾之子图南、召南，侄东屏、惕峰，以及其孙世楠等，皆承其业。

尤在泾年谱：

约康熙年间（1661），出生于江苏长洲（今江苏省苏州市）。

雍正七年（1729），《伤寒贯珠集》《金匮要略心典》《静香楼医案》编著成书，同年整理出《医学读书记》。

雍正十年（1732），《金匮要略心典》初刊。

乾隆十四年（1749），因病去世。

乾隆三十三年（1768），《金匮翼》初刊。

嘉庆十五年（1810），《伤寒贯珠集》初刊。

嘉庆十九年（1814），《医学读书记》初刊。

光绪三十年（1904），《静香楼医案》收入《柳选四家医案》，初刊。

三、从医经历

尤在泾师从江苏马俶（元仪），马俶从师于沈朗仲，沈朗仲师传于李中梓。马俶医术颇负盛名，且尤重医德，弟子甚多，晚年得尤在泾甚是器重，谓其妻曰："吾今得一人，胜得千万人。"尤在泾得马俶之薪传，与其师共同参与修订沈朗仲的《病机汇论》，晚年医学成就在其师之上。尤在泾自青年时代起，广阅医籍，从《黄帝内经》《伤寒杂病论》至各家之医论，均能融会贯通。尤在泾初行医时不被重视，晚年医术益精，论病源流俱澈，立方不拘泥于先人，治病方法简单易施而多奇效，故颇具声名。历数十年精研勤思，其学而有成，与当时叶天士、徐大椿、王子接等名医齐名，这与其治学方法有密切关系。

（一）勤奋好学，深研经典

1. 熟读《内经》理论

尤在泾勤奋好学，治学严谨，博览群书；熟读《灵枢》《素问》，对《内经》理论有深刻的理解，并将其灵活地运用于临床。如《医学读书记》中记载："阳气者闭塞，地气者冒明。云雾出于地，而雨露降于天。地气不治，则天气不化矣。故曰：云雾不精，则上应白露不下。盖天地阴阳，本出一气，阳失则阴不能独成，阴失则阳不能独化，自然之道也。"尤在泾认为，只有阳气充足，才能使精微物质布散于全身，肺气不足则可病及二阴，并由此而知张仲景用大黄甘草汤治疗食已即吐之太阴病、朱丹溪用探吐法治疗小便不通的道理。

尤在泾不仅擅于用《内经》理论指导临床，而且对前人注释之误加以订正，还指出《素问·生气通天论》传写之误，如"故圣人传精神、服天气而通神明"，尤在泾认为"'传'当作'专'，指人的精神专一，犹如苍天之气能使人清净弗扰。他还引用了《老子》所谓"专气致柔"，太史公所谓"精神专一，动合无形，瞻足万物"，班氏所谓"专精神以辅天年"等，作为其观点之佐证。尤在泾对此文的认识颇有见地，后来胡澍、俞樾等人的观点也多与之相合。

2. 推崇张仲景之学

东汉张仲景之《伤寒杂病论》是中国医学史上具有深远影响的一部著作，其论理精辟，用方精妙，后经王叔和编次、成无己注释，而后世注家亦不下百家。历代医家多从临床实际出发，将《伤寒论》条文条分缕析，分类整理，以切实用。诚然，医家们研究角度不同，则所持分类方法也不同。如柯韵伯《伤寒来苏集》的按方证分类法、沈金鳌《伤寒论纲目》的按症状分类法、钱潢《伤寒溯源集》的按病因分类法。尤在泾则以六经为纲，以治法为目，以法类证，以证论治，提纲挈领。正如其在《伤寒贯珠集·太阳篇上》中所言："夫振裘者必挈其领，整纲者必提其纲。"尤在泾的这种方法，使《伤寒论》的理论条理清晰，便于学习，后世学者谓"义之可疑者始明，理之难晓者自显"，故该书广为流传，备受推崇。

《金匮要略心典》是尤在泾注释《金匮要略》之作。另外，他还著有《金匮翼》作为羽翼，从医理研究到临床发挥，对于内科杂病的论治进行了系统梳理。徐大椿在《金匮要略心典·徐序》中说："尤君在泾，博雅之士也，自少即喜学此艺，凡有施治，悉本仲景，辄的奇中。"

尤在泾所著《医学读书记》中，多是对张仲景学说的心得体会。他穷极一生研究张仲景学术，为阐明《伤寒杂病论》精义做出了重要贡献。

（二）旁征博引，融会诸家

尤在泾勤奋好学，博览群书，且治学严谨，不但深刻理解《灵枢》《素问》之医理，还精研张仲景心法，秉承李中梓学说，通览方、喻之言，将百家之论融会贯通，结合自己临床经验阐述医理，理解精当，便于临床应用。从尤在泾的著作中可以看出，他既善于借鉴前人的观点，又不乏己见，体现了较高的学术价值。

《金匮要略心典》和《金匮翼》中，引用了成无己、喻嘉言、魏荔彤、赵以德、程云来和沈宗明等多位医家的注释，并参考其他书籍进行校勘对比。如：《金匮要略心典·痉湿喝脉证治》麻黄加术汤方引"喻氏曰：麻黄得术，则虽发汗，不至多汗。而术得麻黄，并可以行表里之湿。不可以火攻者，恐湿与热合而反增发热也"。《伤寒贯珠集·太阳权变法》小青龙汤方引"《说文》云：龙之为灵，能幽能明，能大能小，或登于天，或入于川，布雨之师，亦行水之神也"，形容小青龙汤发汗蠲饮之功，就像龙之布雨行水。

尤在泾

著作简介

尤在泾的论著，既论及外感伤寒，又论及内科杂病；既有医论，又有医案；既精究张仲景之学，又辨识诸家之论；其观点及论述精要平正，切于临床实际，而且颇具特色。今就其现存主要著作的内容和特点概述如下。

一、《伤寒贯珠集》

《伤寒贯珠集》，共计8卷，成书于清雍正七年（1729），初刊于嘉庆十五年（1810）。此书是尤在泾以法类证，将《伤寒论》原文重新整理编次而成，包括：太阳篇2卷，阳明篇2卷，少阳、太阴、少阴、厥阴各1卷。书中以六经为纲，以治法为目，各提其纲；于各经正治法之外，太阳篇有权变法、斡旋法、救逆法、类病法，阳明篇有明辨法、杂治法，少阳篇有权变法，太阴篇有脏病、经病法，经、脏俱病法，少阴、厥阴篇有温法和清法。尤在泾精于总结概括，其理念便于临床掌握运用。后人以《伤寒贯珠集》与柯琴的《伤寒来苏集》并重，作为学习和研究张仲景《伤寒论》的主要参考书，非常具有学术价值。

版本情况：初刊至今已逾两百年，复刻印刷近20版，初刊不久即传入日本，其影响较大。现存主要版本，有稿本（潘确潜批校）、清嘉庆十五年朱陶性活字本（白鹿山房藏板）、日本文政九年（1826）小氏校刻本（稽古斋藏板）。晚近通行本，有1965年上海卫生出版社铅印本等。

二、《金匮要略心典》

《金匮要略心典》，又称《金匮心典》，共计3卷。此书为注释阐述张仲景《金匮要略》而作，成书于清雍正七年（1729），初刊于雍正十年（1732）。卷上自"脏腑经络先后病脉证治"至"肺痿肺痈咳嗽上气病脉证治"，共7篇；卷中自"奔豚气病脉证并治"至"水气病脉证并治"，共7篇；卷下自"黄疸病脉证并治"至"妇人杂病脉证并治"，共8篇，总计22篇。唐宋至明代，阐述张仲景著作的医家颇多，皆欲求真解惑，却良莠不齐。尤在泾熟读《金匮要略》，其所谓心典，即"谓以吾心求古人之心"而得其典要。书中将张仲景原文列于前，尤在泾注释阐发列于后，言简意赅，论理明确，切合临床。除其本人注释之外，还摘引了前人注释之精要，校正了原文中的传写之误。徐大椿序中说："其间条理通达，指归明显，辞不必繁而意已尽，语不必深而旨已传，虽此书之奥妙不可穷际，而由此以进，虽入仲景之室无难也。"本书是《金匮要略》较好的注本之一，对后世《金匮要略》研究具有较大的影响。

版本情况：现存版本20余种。如清雍正十年（1732）遂初堂刻本、日本文正六年（1823）京师御书刻本、清同治八年（1869）陆氏双白燕堂刻本等。通行本有1975年上海人民出版社校注铅印本等。

三、《金匮翼》

《金匮翼》，共计8卷，成书于清乾隆三十三年（1768），嘉庆十八年（1813）由赵亮彩刻印。全书载中风统论、虚劳统论、诸血统论、肿胀统论、积聚统论、喘证统论等医论，共计24篇；列卒中八法、瘟疫大法、治痰七法及通治诸积、治痢诸方、诊候生死要法等19篇，其中论述中风失音不语、偏风、痰膈等200余种病证。此书为羽翼《金匮要略心典》之作，也是详细阐述内科杂病治法的重要著作。尤在泾以《灵枢》《素问》为本，荟萃各家之论，博采古今效方，并总结自己的临床经验而著成此书。他选录名家理论之精要，制方 800 余首，并自创方剂 18 首，是对内科临证颇具参考价值的书籍。因而，徐大椿在该书序言中说："先生为仲圣功臣矣。"

版本情况：有清嘉庆十八年（1813）赵亮彩刻本、宏道堂刻本、忠恕堂刻本及 1930 年上海瑞楼石印本等。通行本为 1957 年上海卫生出版社铅印本。

四、《医学读书记》

《医学读书记》共计 3 卷，初刊于清嘉庆十九年（1814）。但据徐大椿序言推测，此书当成书于清乾隆四年（1739）之前，是尤在泾阅读各家医集之心得随笔。此书卷上论述阳气阴气、《灵枢》《素问》之不同、《素问》传写之误及劳风、肺消等 27 个问题，为尤在泾阅读《黄帝内经》之体会。卷中论述风寒营卫之辨、寒邪六经俱受不必定自太阳、阳结阴结等 24 个问题。此卷是其研读《伤寒论》的心得，亦是《伤寒贯珠集》内容的补充。卷下论述制方有用药必本升降浮沉之理、五行问答、柯氏《伤寒论翼》辨、归脾汤方论等 13 个问题。《续记》1 卷，有寸口分诊脏腑定位、古方权量、泻痢不同及葱豉汤等方的理论阐述。后附《静香楼医案》31 条。本书所论，涉及中医基础、诊断、辨证、治法、方药、病证、针灸、五运六气、医籍校勘、正误、解疑，以及医家述评等多方面内容，解《内经》之遗憾，述《伤寒杂病论》之精义，融会先人之理论，平正通达，对后世有所启迪。

版本情况：有清嘉庆十九年（1814）甲戌本，清光绪十四年（1888）戊子朱氏家塾刊本，民国二十六年（1937）《中国医学大成》本。通行本为1983 年江苏科学技术出版社点注本。

五、《静香楼医案》

《静香楼医案》，共计2卷，成书于清雍正七年（1729），为尤在泾的医案总结。此书在清光绪前无刻本，只有《医学读书记》后附录31条，其多数医案则在民间传抄。咸丰年间，江阴柳宝诒在詹文桥张氏斋首见其藏本，在其中选取精粹之十分之五，加以评注并分为上、下两卷，32门。其中包括内伤杂病、伏气外感、外疡、妇人病等，并加柳宝诒按语。本书于杂病证治发挥极多，其医案立方稳健，用药不拘泥于成方，多注重脾肾，且灵活多变。

版本情况：有清光绪三十年（1904）上海文瑞楼石印本，并见于《柳选四家医案》《尤在泾全集》《中国医学大成》。

尤在泾

学术思想

一、学术渊源

（一）崇古尊经，崇尚仲景

尤在泾一生勤于学习，稍有闲暇则手不释卷，他认为学医者必须以经典为本，对于《内经》《伤寒论》《金匮要略》等中医经典著作，更是反复研读。

尤在泾对《内经》理论研究颇深并有所发挥，这主要体现在《医学读书记》的上卷。如《素问·逆调论》云："人身非衣寒也，中非有寒气也，寒从中生者何？"尤在泾对此条的理解，不囿于"阳气少，阴气多"而"定责阳虚"之见，而是根据临床所见，考虑到中寒之人"多痹气"，另有"寒甚至骨"者，则因"肾不生则髓不能满"所致，由此提出"气痹精少皆能生寒"，可见其学本经典而不拘泥。

另外，尤在泾多年精研覃思，深得张仲景心法，乃清代伤寒研究名家，是重视辨证论治的代表医家之一。明清两代研究《伤寒论》的学术之争，实发端于方有执的错简重订之说。以方有执、喻昌为代表，主张独尊张仲景，错简应该重订，后世称其为错简重订派；以张遂辰、张志聪为代表的一些医家，认为流传旧本不能随意改订，后世称之为维护旧论派；部分清代医家主张《伤寒论》的宗旨在于辨证论治，研究伤寒学说的重点是辨证论治的应用，此即后世所谓辨证论治派。强调辨证论治的医家，从不同角度研究《伤寒论》的辨证论治法则。根据其研究特点，有以方类证者，以柯琴、徐大椿为代表；有以法类证者，以尤在泾和钱潢为代表；有分经审证者，以陈修园、包诚为代表，分别从不同角度阐释《伤寒论》。尤在泾注重"以法类证，以证论治"，比同样倡导辨证论治的钱潢更为后世所推崇。

（二）治病求本，师法中梓

尤在泾师承马元仪，为李中梓三传弟子，临证具有"重脾肾，擅温补"的特点。李中梓是明代杰出医家，其学术思想受李东垣、薛立斋、张景岳的影响颇深。李中梓认为，人身之有本，如同树木有根、水有源头一样。治病若能抓住根本，则诸证便迎刃而解。人身之根本有二，一是先天，一是后天，先天之本在肾，后天之本在脾。李中梓治肾，宗薛立斋、张景岳，治分水火。水不足而火旺者，用六味地黄丸，壮水之主以制阳光；火不足而水胜者，用八味丸，益火之源，以消阴翳。而其治脾，又效法李东垣，首辨虚实：饮食所伤者，是虚中有实，用枳术丸，消中有补；劳倦所伤者，纯属虚证，出入于补中益气汤、四君子汤、六君子汤之间，健脾益气。尤在泾的学术思想受李中梓影响极为明显。其治病求本，重视先天后天，治肾宗于薛立斋，治脾法于李东垣，擅长甘温和中，益气扶阳。

（三）以法为纲，私淑喻昌

尤在泾亦私淑喻昌之学，研究《伤寒论》侧重于法。喻昌宗方有执错简之说，认为四时外感当以冬月伤寒为大纲，伤寒六经中又以太阳一经为大纲，而太阳经中又以风伤卫、寒伤营、风寒两伤营卫为大纲，此为喻昌的伤寒三纲鼎立学说。喻昌将《伤寒论》397 条定为 397 法，因此，他所注的《伤寒论》名为《尚论张仲景伤寒论重编三百九十七法》，简称《尚论篇》。喻昌按照风伤卫、寒伤营、风寒两伤营卫的思路对《伤寒论》进行重编，与之相对应的桂枝汤、麻黄汤、青龙汤则被视为鼎足三纲的三大治法。

喻昌以法治伤寒之学，对于内伤杂病的治疗，也以治法为目。如其在《医门法律》一书中，结合临床病证，着重探讨风、寒、暑、湿、燥、火六气及杂病的辨治规律。每门先冠以"论"，分析病证的病因、病理变化；次为"法"，阐述辨证论治的法则；再次为"律"，指出辨证常犯的错误，提出禁律，故全书以"法律"命名。

尤在泾虽然不赞同喻昌的三纲鼎立学说，然而他以法论治的思想，应该是受到了喻昌的影响和启发。而且，尤在泾在《金匮翼》中，辨治内伤杂病时颇重治法，如列有卒中八法、湿症四法、治痰七法、疗疝八法等。全书首贯医论，次举辨证，再列诸方，其思路与喻昌如出一辙。

二、学术特色

（一）融会贯通，阐发伤寒精义

1. 以法类证注伤寒

在伤寒学派中，以法类证的代表医家当推钱潢和尤在泾。但钱潢对法的总结不如尤在泾详细，也没有完全打破风伤卫、寒伤营的框架，而尤在泾的方法已经完全脱离"三纲鼎立"模式，而且更为系统并切于临床实用。

《伤寒贯珠集》不仅对《伤寒论》原文进行了逐条注解，还将《伤寒论》原文重新汇编，并适当揉合《金匮要略》的有关条文，采用了以六经为纲、以治法为目的方法，对《伤寒论》原文次序进行了重新编排和归纳，尤在泾在《伤寒贯珠集·自序》中曰："夫振裘者必挈其领，整纲者必提其纲。不知出此，而徒事区别，纵极清楚，亦何适于用哉。"每法的阐发则是先列大法，再下列诸证，证随方出。

（1）太阳病篇治法

太阳病头绪繁多，难于理解。尤在泾将其分为正治法、权变法、斡旋法、救逆法和类病法，使之层次清楚，一目了然。

①正治法：辨脉之缓急，有汗无汗，当以汗解，用桂枝汤、麻黄汤；

或合病阳明，或合病少阳，或三阳合病，当解之清之，用葛根汤、黄芩汤和白虎汤。以上为太阳正治法，共计32条。

②**权变法**：对人体正气不足，素有痰饮、痞气、咽燥、淋、疮、汗、衄等病，以及房劳、金刃、产后、亡血等伤，亦属伤寒，但治法不同，当权变治之，用小建中汤、炙甘草汤、大青龙汤、小青龙汤、十枣汤、五苓散、四逆汤、调胃承气汤，以及桂枝、麻黄、越婢汤之合方等，为太阳权变法，计23条。

③**斡旋法**：发汗太过、不及，或有传变，或为发黄、蓄血，或汗出而伤阳，不宜用正治法，当用真武汤、白虎加人参汤、甘草干姜汤、芍药甘草汤、桂枝甘草汤、桂枝加附子汤、新加汤、苓桂术甘汤、麻杏石甘汤、旋覆代赭汤、苓桂甘枣汤、茯苓甘草汤、桃核承气汤和抵当汤（丸）等治之，为太阳斡旋法，共31条。

④**救逆法**：太阳病误治之后，形成结胸、痞满、协热下利、烦躁而不得眠、不欲食、惊狂、肉上粟起，可选用大陷胸汤（丸）、小陷胸汤、诸泻心汤、文蛤散、栀子豉汤、葛根芩连汤和救逆汤等方施治，为太阳救逆法，共计63条。

⑤**类病法**：太阳病除伤寒外，又有风温、温病、风湿、中湿、湿温、中暍和霍乱等病，与伤寒相似但治法不同，因此有桂枝附子汤、葛根汤、甘草附子汤、四逆加人参汤、理中丸和瓜蒂散等方，为太阳类病法，约33条。

（2）阳明病篇治法

①**正治法**："胃家实"为阳明之正病，阳明经受邪多传于腑，腑病常聚而不行，故阳明腑病多于经病。阳明经病有传经和自受之别，腑病则有宜清、宜下、宜温等不同治法，分别用三承气汤、白虎加人参汤和吴茱萸汤。此为阳明正治法，共计49条。

②明辨法：对于经腑相连、虚实交错，或可下，或不可下，或不可大下，有脉实、潮热、转矢气、小便少等，当酌情使用下法；而外导润下用蜜煎导法、猪胆汁导法和麻子仁丸等。此为明辨法，共计24条。

③杂治法：阳明又有发黄、蓄血诸证，非胃家实或经邪留滞，故或散或下，当各随其证而用不同治法，如茵陈蒿汤、栀子柏皮汤、麻黄连轺赤小豆汤和抵当汤等方。此为杂治法，共计9条。

（3）少阳病篇治法

①正治法："少阳居表里之间，当肓膜之处，外不及于皮肤，内不及于脏腑。"（《伤寒贯珠集·少阳篇》）"汗之而不从表出，下之而不从里出"，故不宜用汗、吐、下法。故和解法是正治法，主方小柴胡汤，共计16条。

②权变法：少阳病兼太阳、阳明者，和解需予权变，当兼汗、兼下，用柴胡桂枝汤、柴胡桂枝干姜汤、柴胡加芒硝汤、大柴胡汤，共计4条。

③刺法：有纵、横、太阳少阳合并之病，用刺法，刺期门、大椎、肺俞、肝俞等，共4条。

（4）太阴病篇治法

①脏病治法：太阴属土，在脏为脾，在气为湿。尤在泾指出，伤寒传经之热或直中之寒与内湿相搏，为腹满吐利等脏腑症状；但因寒热之异，有肢冷肢温、脉迟脉数、口渴或不渴等不同外证。尤在泾把具有明显脾胃脏腑症状、表证不明显的条目，列于太阴脏病之下，用温里法。其中，寒邪直中用四逆辈，腹满时痛用桂枝加芍药汤、大实痛用桂枝芍药加大黄汤。

②经病治法：太阴经病则脏腑症状不明显，但表证显著，用解表法，与桂枝汤发汗。

③经病和脏病俱病治法：经脏俱病乃脏腑症状与表证皆重，宜用先温

里、后解表法；温里用四逆汤，解表用桂枝汤，共计10条。

（5）少阴病篇治法

少阴为太阳之里，居厥阴、太阴之间。故少阴病可由太阳传入，或寒邪直中少阴，并可兼有厥阴、太阴之证。治法包括清法、下法、温法、辨生死法。

①清法：直中之寒，久而化热，宜用清法，黄连阿胶汤、四逆散、猪肤汤、苦酒汤、甘草汤、桔梗汤和半夏汤等方。

②下法：兼见阳明之证者，宜急下存阴，用大承气汤。

③温法：传经之热，极而生寒，用温法，经病用麻黄附子细辛汤、麻黄附子甘草汤；少阴中寒，用真武汤、附子汤、通脉四逆汤、白通加猪胆汁汤和桃花汤等。

④辨生死法：观其脉证以辨生死，明确欲解、可治、不治、死证及汗下之禁，共计45条。

（6）厥阴病篇治法

《伤寒贯珠集·厥阴篇》云："厥阴为阴之尽，为脏之极，阴极而尽，则必复反而之阳，故厥阴之生死，在厥热之进退也。"所以本经病必先辨厥热之进退，才能把握生机。治法包括清法、温法、汗下之禁，共计62条。

①清法：厥阴有热易伤阴，治以清法，用白头翁汤、栀子豉汤、麻黄升麻汤。

②温法：厥阴有寒易伤阳，以温法施治，用乌梅丸、吴茱萸汤、当归四逆加吴茱萸生姜汤、四逆汤、通脉四逆汤、干姜黄芩黄连人参汤等。

③汗下之禁：厥阴病篇有汗、下等禁忌证及瘥后诸病的治疗。

2. 以经腑诠释六经

对于《伤寒论》六经，历代医家观点不一。朱肱以经络解，李时珍、高学山以脏腑解，张志聪以六气解，都各有所长，亦各有不足。而尤在泾则立足于经络、脏腑之说，诠释六经并解释六经病，颇具特色。

①从经络之循行阐释六经：《伤寒论》第1条："太阳之为病，脉浮，头项强痛而恶寒。"尤在泾解释说："盖太阳居三阳之表，而其脉上额交巅，入络脑，还出别下项。故其初病，无论中风伤寒，其脉证皆如是也。"（《伤寒贯珠集·太阳篇》）又如第35条："太阳病，头痛发热，身疼腰痛，骨节疼痛，恶风无汗而喘者，麻黄汤主之。"尤在泾注曰："足之太阳，其脉上际巅顶，而下连腰足。而寒之为气，足以外闭卫阳，而内郁营血。故其为病，有头痛发热，身疼腰痛，骨节疼痛，恶风无汗而喘之证。"（《伤寒贯珠集·太阳篇》）再如第96条："伤寒五六日，中风，往来寒热，胸胁苦满，默默不欲饮食，心烦喜呕，或胸中烦而不呕，或渴，或腹中痛，或胁下痞硬，或心下悸，小便不利，或不渴，身有微热，或咳者，小柴胡汤主之。"尤在泾注曰："胸胁苦满者，少阳之脉。其直者，从缺盆下腋循胸过季胁故也。"（《伤寒贯珠集·太阳篇》）此三条皆为三阳经之发病机制，阐述精妙，易于理解。第310条："下利咽痛，胸满心烦者，猪肤汤主之。"尤在泾注曰："少阴之脉，从肾上贯肝膈，入肺中，循喉咙，其支别者，从肺出络心，注胸中，阳邪传入少阴，下为泄利，上为咽痛。胸满心烦，热气充斥脉中，不特泄伤本脏之气，亦且消烁心肺之阴矣。"（《伤寒贯珠集·少阴篇》）第274条："太阴之为病，腹满而吐，食不下，自利益甚，时腹自痛，若下之，必胸下结硬，此足太阴病之的证也。"尤在泾注曰："太阴之脉，入腹属脾络胃，上膈挟咽，故其病有腹满而吐，食不下，自利腹痛等证。"（《伤寒贯珠集·太阴篇》）综上所述，三阳病以经腑论治，三阴病以经脏论治，邪在经为表，在脏腑为里；伤寒邪气，从不同经络侵入，循经传入脏腑，表现出不同的病变，以经络循行来解释六经病发病机理，深入浅出，易于理解。

②从经络之循行阐释六经病

其一，阳明病腑证。如尤在泾注曰："胃者，汇也，水谷之海，为阳明之腑也。胃家实者，邪热入胃，与糟粕相结而成，实非胃气自盛也。"（《伤寒贯珠集·阳明篇》）可见，尤在泾从胃肠生理功能失调出发，指出邪热入里，与糟粕互结于内而成阳明腑证，其发微阐幽，颇为精当。

其二，三阴病脏证。《伤寒论》第 299 条曰："少阴病，六七日，息高者死。"尤在泾注曰："息高，气高而喘也。少阴为真气之源、呼吸之根，六七日病不愈而息高者，邪气不去体而真气已离根也，故死。"（《伤寒贯珠集·少阴篇》）肾为足少阴之脏，为纳气之根。尤在泾如此解释，理明词畅，符合临床实践。

其三，误治之变。如《伤寒论》第 65 条曰："发汗过多，其人叉手自冒心，心下悸，欲得按者。"尤在泾曰："心为阳脏，而汗为心液，发汗过多，心阳则伤，其人叉手自冒心者，里虚欲为外护也。"（《伤寒贯珠集·太阳篇》）误治若成坏病，病情急重，病势复杂，故用脏腑学说注释，此解言简意赅，十分精当。

3. 三纲鼎立之辨析

自晋代王叔和提出"风则伤卫，寒则伤营，营卫俱病，骨节烦痛"（《注解伤寒论·卷一·辨脉法》）之后，唐代孙思邈进一步提出："一则桂枝，二则麻黄，三则青龙，凡疗伤寒，此之三方，不出之也。"（《千金翼方·卷九·伤寒上》）此后，又经宋代许叔微、金代成无己、明代方有执、清代喻嘉言等不断完善而成为"三纲鼎立"之说。按照伤寒分立"三纲"，风伤卫则用桂枝汤，寒中营则用麻黄汤，风寒两伤营卫则用大青龙汤。此学说在学术界有着一定影响。

尤在泾结合临床实践，所持观点有所不同。他在《伤寒贯珠集·太阳篇》注文中指出："以愚观之，桂枝主风伤卫则是，麻黄主寒伤营则非，盖有卫病而营不病者，未有营病而卫不病者。"尤在泾认为，桂枝麻黄之辨不能以营卫作为区分。《伤寒贯珠集·太阳篇》中又说："寒之浅者，仅伤于卫；风而甚者，并及于营；卫之实者，风亦难泄；卫而虚者，寒犹不固。"此言风寒邪气伤人，皆自皮毛而入于肌肉。卫分较之营分为表浅，其主要生理功能为卫外而兼温分肉、充皮肤、肥腠理、司开阖，其性属阳，所以无论中风还是伤寒，都会伤及卫分。风寒邪气达到一定程度又能伤及营分。而麻黄汤证无汗是由于邪气郁闭于肌表，寒邪致腠理关闭，故病机在"营卫并实"，即所谓"风寒两伤营卫"而非营实卫虚之证，所以尤在泾曰："学人者但当分病证之有汗无汗，以严麻黄桂枝之辨，不必执营卫之孰虚孰实，以证伤寒中风之殊。"（《医学读书记·风寒营卫之辨》）

关于大青龙汤证，尤在泾曰："至于大青龙证，其辨不在营卫两病，而在烦躁一证。其立方之旨，亦不在并用麻、桂，而在独加石膏。"（《伤寒贯珠集·太阳篇》）凡肌表坚实者，不易被外界风邪所伤。若一旦被邪所伤，则易使卫阳郁闭于肌表，不得外泄，郁而化热，故可见到脉紧、身疼痛、不汗出而烦躁等症。假设只因风寒并发此证，那么只用麻黄、桂枝已可祛邪，又为什么用石膏呢？尤在泾曰："须知中风而或表实，亦用麻黄；伤寒而或表虚，亦用桂枝；其表不得泄，而闭热于中者，则用石膏。其无热者，但用麻、桂，此仲景心法也。"（《伤寒贯珠集·太阳篇》）可见，尤在泾谨遵张仲景心法，可谓"观其脉证，知犯何逆，随证治之"。其对原文的理解简洁明了，更符合临床实际。

4. 寒邪六经俱受说

对于伤寒的受邪部位及传变途径，尤在泾认为："寒邪六经俱受，不必定自太阳。"其在《伤寒贯珠集·阳明篇》中就明确提到："风寒中人，无有常经。"

伤寒受邪传经的一般情况：先太阳，次阳明，次少阳，次太阴，次少阴，次厥阴。通常认为，风寒之邪侵袭人体，多为太阳受邪。如"太阳病，发热汗出，恶风，脉缓者，名为中风"。此为太阳中风之脉证。但实际上，风寒之邪可直接伤及太阳经，亦可直接伤及六经中任何一经。如《伤寒论》第189条所论为直中阳明之候："阳明中风，口苦咽干，腹满微喘，发热恶寒，脉浮而紧。"第264条所论为直中少阳之候："少阳中风，两耳无所闻，目赤，胸中满而烦。"第274条所论为伤寒侵袭太阴之候："太阴中风，四肢烦疼，脉阳微阴涩而长。"第301条所论为少阴经初受寒邪之候："少阴病，始得之，反发热脉沉者，麻黄细辛附子汤主之。"第327条所论为厥阴受风邪之脉："厥阴中风，脉微浮为欲愈，不浮为未愈。"尤在泾还指出，三阴受邪又与三阴直中不同："直中者，病在脏，此则病在经也。"总之，尤在泾认为"六经皆能自受风寒，何必尽从太阳传入"，即使从太阳而入，也未必完全按照循经顺序传变。

尤在泾又有"伤寒传足不传手"之言，是指病邪直中，多中足经，不直接侵袭手经。阳主表、阴主里，腑为表、脏为里，故邪气在表则侵袭足三阳经，在里则伤足三阴经。而手之三阳亦主表，因手三阳经从手走头，位偏而脉短；而足经则自下而上，经络分布于周身。手三阴经虽亦主里，但并处上焦；足三阴经居于下焦，乃阴位也。总之，足三阳经主阳之表，足三阴经主阴之里，因此，"伤寒之邪，所以恒在足而不在手欤"。当然，邪气侵入人体后，从足经传入手经的情况是存在的。

5. 伤寒统括杂病论

张仲景的著作原名《伤寒杂病论》，成书不久，因东汉末年连年战乱而散失不全，至晋代王叔和整理伤寒部分而为《伤寒论》。其中的杂病部分，直至宋代林亿发现并校订成《金匮要略》一书。因此，历来研究《伤寒论》的医家，对伤寒六经是否统括杂病争议很大。其中，代表性观点有二：其一，如王履所云："张仲景所著《伤寒论》，全书大法，都是为伤寒病而设。"

（《医经溯洄集》）其二，如柯琴所说："仲景杂病，即在《伤寒论》中。且《伤寒论》中又最多杂病，其间是伤寒与杂病合论，则伤寒、杂病之证治并然。"又说："六经之病，不是六经之伤寒，乃是六经分司诸病之提纲，非专为一证立法也。"（《伤寒来苏集》）

尤在泾支持柯琴的说法，主张《伤寒论》为全书，即包括伤寒和杂病。尤在泾在《伤寒论》小建中汤条的注释中，指出"仲景御变之法如此，谁谓伤寒非全书哉"。其编次《伤寒贯珠集》时，纳入部分《金匮要略》的内容，此举别开生面，为后人理解伤寒理论提供了新思路。如其在第 172 条注释"脏结"病曰："脏结之证，不特伤寒，即杂病亦有之。"此外，从尤在泾的《静香楼医案》来看，也确实多处运用《伤寒论》方剂治疗内伤杂病。

伤寒统括杂病这一理论，将脏腑、经络、气化融为一体，外伤与杂病并治，突出了《伤寒论》辨证论治的思想，对后世《伤寒论》研究不无裨益。

（二）博采众长，钩玄金匮典要

尤在泾研读《金匮要略》指出"其方约而多验，其文简而难通"，故阅读过程中凡有所得，即做读书笔记，日积月累而成书。虽然明代以后注释《金匮要略》者有十余家，但尤在泾认为多为浮夸狭隘之谈，遂欲"以吾心求古人心而得其典要云耳"，故将其书命名为《金匮要略心典》。

徐大椿为《金匮要略心典》作序赞曰："其间条理通达，指归明显，辞不必繁而意已尽，语不必深而旨已传。虽此书之奥妙不可穷际，而由此以进，虽入仲景之室无难也。"任应秋教授将《金匮要略心典》列为"较有精义与发明"的三部《伤寒论》注本之一，认为"尤氏之注，既不费辞，颇能深入浅出"，"读《心典》可以扼要地掌握各篇的内容实质"。可见，《金匮要略心典》乃后世学习《金匮要略》的重要参考书籍。

1. 言简意赅，深揭要义

尤在泾在《金匮要略心典》中解释《金匮要略·脏腑经络先后病脉证第一》肝脾虚实及互相传变之理曰："盖仲景治肝补脾之要，在脾实而不受肝邪……盖脏病惟虚者受之，而实者不受；脏邪惟实则能传，而虚则不传。故治肝实者，先实脾土，以杜滋蔓之祸。治肝虚者，直补本宫，以防外侮之端。此仲景虚实并举之要旨也。"如此理解，则深刻地揭示了张仲景治肝实证与肝虚证之经旨。

《金匮要略心典》注释"寒湿历节"条云："此为肝肾先虚，而心阳复郁，为历节黄汗之本也。历节者，遇节皆痛也。盖非肝肾先虚，则虽得水气，未必便入筋骨；非水湿内侵，则肝肾虽虚，未必便成历节。仲景欲举其标，而先究其本，以为历节多从虚得之也。"尤在泾之注，将张仲景所论寒湿历节病以肝肾先虚为发病之本、寒湿外侵为发病之标的主旨阐发无遗，可谓深得仲景心法。

关于《金匮要略·痰饮咳嗽病脉证治》之甘遂半夏汤，甘遂与甘草两反药同用的道理，尤在泾在《金匮要略心典》中指出："盖欲其一战而留饮尽去，因相激而相成也。芍药、白蜜不特安中，抑缓药毒耳。"此寥寥数语，解世人之迷惑，彰仲景之精义。对"心下有支饮，其人苦冒眩"，尤在泾除了陈述个人观点外，复引高鼓峰之论曰："心下有水饮，格其心火不能下行，而但上冲头目也。"认为其理亦可通解张仲景之意。

2. 灵活变通，申其未发

《金匮要略》文意深奥，言简意赅，常将某些病机、证候省略。尤在泾则善于通过比类、对比的方式，对病因、病机及病证进行归纳总结，使《金匮要略》原文内涵更加明了易懂。

如《金匮要略·痰饮咳嗽病脉证治》木防己汤证:"膈间支饮,其人喘满,心下痞坚,面色黧黑,其脉沉紧,得之数十日,医吐下之不愈,木防己汤主之。"此证为寒热虚实并见之证,条文明言"膈间支饮,其脉沉紧",说明有寒饮结聚;"喘满,心下痞坚",说明饮邪成实,寒和实的证候是显而易见的。《金匮要略心典》推论说:"而痞坚之处必有伏阳,吐下之余定无完气,书不尽言而意可会也。"所谓"伏阳"乃为郁热,所谓"无完气"乃虚象,故可得出热和虚的病机,故木防己汤中用石膏和人参两药也就可以理解了。

此外,尤在泾博览各家之书,善于引经据典,对张仲景学术思想进行阐释。如《金匮要略·五脏风寒积聚病脉证并治》中论"邪哭"时说:"邪哭使魂魄不安者,血气少也;血气少者属于心,心气虚者,其人则畏,合目欲眠,梦远行而精神离散,魂魄妄行。阴气衰者为癫,阳气衰者为狂。"《金匮要略心典》阐释说:"邪哭者,悲伤哭泣,如邪所凭,此其标有稠痰浊火之殊,而其本则皆心虚而气血少也。于是瘈疭恐怖,精神不守,魂魄不居,为癫为狂,势有必至者矣。《经》云:邪入于阳则狂,邪入于阴则癫。此云阴气衰者为癫,阳气衰者为狂。盖必正气虚而后邪气入。《经》言其为病之故,此言其致病之原也。"此段论述,引用《内经》原文,通过邪入阴阳之不同,与《金匮要略》所述心虚血少,神不内守之癫、狂,从病因和病机上分别言之,从不同角度论癫、狂之别。

3. 对比分析,发其精义

通俗易懂,比喻生动,也是《金匮要略心典》的一大特色。

对《金匮要略·脏腑经络先后病脉证第一》所述"厥阳独行"条,历代医家各抒己见,试图从各个角度探讨其深意。尤在泾在《金匮要略心典》中注释说:"厥阳独行者,孤阳之气,厥而上行。阳失阴则越,犹夫无妻则荡也。"此恰如其分地说明了阴阳失衡，有阳无阴之病机特点。

在注解《金匮要略·痉湿暍病脉证治》所述痉病时，尤在泾详细分析了刚痉、柔痉的病机，又引《类证活人书》中所言"痉证发热恶寒与伤寒相似，但其脉沉迟弦细，而项背反张为异耳"来解释痉证与伤寒之不同。

《金匮要略·腹满寒疝宿食病脉证治》云："按之心下满痛者，此为实也，当下之，宜大柴胡汤。"此何故用大柴胡汤而不用大承气汤呢？尤在泾在注释中以"柴胡汤兼通阳痹"一言以蔽之。

《金匮要略·妇人妊娠病脉证治》中，干姜人参半夏丸是为妊娠中虚而有寒饮者设。尤在泾补出与其相反病证的治法，即《外台秘要》青竹茹、橘皮等为胃热气逆呕吐者设，其意在"补仲景之未备也"。又将此篇之当归散与白术散对比，指出当归散为正治湿热之剂，而白术散为正治湿寒之剂，之所以出现湿热与湿寒的不同，是由于人之体质阴阳偏胜不同。其言"妊娠伤胎，有因湿热者，亦有因湿寒者，随人脏气之阴阳而各异也"。此乃发张仲景所未发。正如尤在泾所说："仲景并列于此，其所以诏示后人者深矣。"

《金匮要略·水气病脉证并治》中论及"黄汗"，尤在泾在《金匮要略心典》中，将黄汗与历节病之汗出进行比较，其云："两胫自冷者，阳被郁而不下通也。黄汗本发热，此云假令发热，便为历节者，谓胫热，非谓身热也。盖历节、黄汗，病形相似，而历节一身尽热，黄汗则身热而胫冷也。"由此可知，历节、黄汗为同源异流之病，其瘀郁上焦者则为黄汗，其并伤筋骨者则为历节。

4. 尊古不泥，勇辨阙误

尤在泾治学态度严谨，实事求是，对经典中内容正确者予以继承、发扬；遇其文字疑讹者，不拘泥死守，曲意臆说，而是引经据典加以辨误。正如他在序言中所说："而其间深文奥义，有通之而无可通者，则阙之；其系传写之误，则拟正之，其或类后人续入者，则删汰之。"

如《金匮要略·水气病脉证并治》越婢汤方中曰："风水恶风，一身悉肿，脉浮不渴，续自汗出，无大热，越婢汤悉主之。"对此条"脉浮不渴"，尤在泾指出，当为"脉浮而渴"。其云："此与上条（防己黄芪汤）证候颇同而治特异，麻黄之发阳气十倍防己，乃反减黄芪之实表，增石膏之辛寒，何耶？'脉浮不渴'句，或作'脉浮而渴'，渴者热之内炽，汗为热逼，与表虚汗出不同，故得以石膏清热，麻黄散肿，而无事兼固其表耶。"此风水证热积于内，渴乃热炽灼阴，汗出为热逼，而本方用石膏乃清郁热。同篇之里水证，一身面目黄肿，用越婢加术汤治里水夹热。又《金匮要略·中风历节病脉证并治第五》有《千金》越婢加术汤"，"治肉极热，则身体津脱，腠理开，汗大泄"等。其证明显有内热，表现为津脱汗泄。以彼推此，说明本篇治风水之越婢汤、治里水之越婢加术汤，确有内热炽盛，热炽灼津，故当有口渴。而方中重用石膏，乃为清泄里热、生津止渴，故尤在泾以"脉浮不渴"作"脉浮而渴"。

又如《金匮要略·脏腑经络先后病脉证》云："酸入肝，焦苦入心，甘入脾。脾能伤肾，肾气微弱，则水不行；水不行，则心火气盛，则伤肺；肺被伤，则金气不行；金气不行，则肝气盛。故实脾，则肝自愈。此治肝补脾之要妙也。肝虚则用此法，实则不再用之。《经》曰：虚虚实实，补不足，损有余，是其义也。余脏准此。"尤在泾提出质疑说："盖仲景治肝补脾之要，在脾实而不受肝邪，非脾以伤肾，纵火以刑金之谓。果尔，则是所全者少，而所伤者反多也。且脾得补而肺将自旺，肾受伤不虚及其子何制金强木之有哉！"他指出可能为后世之人错添注脚，编书者未审而收。

尤在泾博览群书，以不同方式对《金匮要略》进行阐释，有不少补充发挥，并辨其阙误，对后人学习《金匮要略》有重要参考价值。

（三）识病正名，论病抓纲重法

对于临证治疗，尤在泾认为首先要识病正名。《伤寒贯珠集·卷二·太阳类病法第五》中曰："夫治病者，必先识病；欲识病者，必先正名；名正而后，证可辨，法可施矣。"人们感受六淫邪气，除伤寒之外，还有风温、温病、风湿、中湿、湿温、中暍和霍乱等证，其临床表现虽然与伤寒类似，但治疗与伤寒不同，应注意进行鉴别诊断。

如尤在泾引《伤寒例》所论，先从发病时间角度来区分伤寒与温病。其指出，从霜降以后至春分之前，凡有触冒霜露，身体中寒即病者为伤寒；冬有非时之暖者为冬温，与伤寒大异；从立春后，无大寒，又无冰雪，而人壮热为病者，为冬时伏寒发于春时，为春温。从春分以后至秋分之前，天有暴寒者为时行寒疫。无论冬温、寒疫，均非其时有其气，即所谓天行时气。继而进一步阐明了温病、温疟、风温、温毒和温疫之间的区别和联系，指出冬时伏寒发于春时者为温病；温热之病，重感新寒，热为寒郁者为温疟；前风未绝而后风继之，以阳遇阳，相得益炽者为风温；前热未已，而又感温热，表里皆热，蕴隆患者为温毒；本有温病，又感厉气者为温疫。他谆谆告诫医者应明察其间之区别，不可孟浪悬壶。

识病正名之后，则可以进行辨证。尤在泾认为，"夫振裘者，必挈其领；整网者，必提其纲"（《伤寒贯珠集·太阳篇》），主张辨证应抓纲要，认主症。尤在泾辨治伤寒病以六经为纲领，各有主症。如：太阳之为病，脉浮，头项强痛而恶寒；阳明之为病，胃家实是也；少阳之为病，口苦，咽干，目眩也；太阴之为病，腹满而吐，食不下，自利益甚，时腹自痛；少阴之为病，脉微细，但欲寐也；厥阴之为病，消渴，气上冲胸，心中疼热，饥而不欲食，食即吐蛔。此为六经受病之脉证。但尤在泾认为，除此之外，临证还应参合其他条文，不可偏执一端。

尤在泾重视治法，务求实用，他以法治伤寒之学，强调辨证论治，而对内伤杂病的研究，也以治法为眼目，如治湿证四法、治卒中八法、治内伤发热五法等。以湿证治法为例，尤在泾认为，治疗湿证必审方土之病本，区分外湿和内湿之轻重，治疗当分散、渗、下、消诸法。如《金匮翼·卷一·湿症》所说："湿之为病，有自外入者，有自内生者，必审其方土之病本。东南地下，多阴雨地湿，凡受必从外入，多自下起，是以重腿脚气者多，治当汗散，久者宜疏通渗泄。西北地高，人食生冷湿面，或饮酒后寒气怫郁，湿不能越；或腹皮胀痛，甚则中满水盅；或周身浮肿如泥，按之不起，此皆自内而生者也。审其元气多少，而通利二便，责其根在内者也。"尤在泾治疗湿证，多选用以下方剂及药物。

对于湿邪在表者，应用散湿之剂。偏于寒湿者，用麻黄加术汤（麻黄、桂枝、炙甘草、白术、杏仁）微汗则解；偏于风湿者，在腠理关节者用羌活胜湿汤（羌活、独活、川芎、藁本、防风、炙甘草、蔓荆子）。对于渗利之法，则寒热分治。偏寒者，治以五苓散（猪苓、茯苓、白术、泽泻、桂枝）、肾着汤等温利之剂；偏热者，治以清热渗湿汤（炒黄柏、黄连、茯苓、泽泻、苍术、白术、甘草）等清渗之剂。对于下湿之法，有偏水湿与偏气滞之别。前者用舟车神佑丸（甘遂、芫花、大戟、大黄、青皮、陈皮、木香、槟榔、黑丑、轻粉、芜荑），后者用青木香丸（黑丑、补骨脂、荜澄茄、木香、槟榔）。对于湿邪内外兼见者，采用上下分消之剂，偏于内者选除湿汤（生白术、藿香叶、橘红、白茯苓、炙甘草、炒半夏曲、姜厚朴、炒苍术、生姜、大枣），内外湿并重者用升阳除湿汤（升麻、柴胡、羌活、防风、半夏、益智仁、神曲、泽泻、麦蘖面、陈皮、猪苓、甘草、苍术、生姜、大枣）。

（四）崇尚经方，擅甘温调脾肾

尤在泾自弱冠即学医于马俶而传李中梓之学，立法用方悉本张仲景，同时私淑喻昌，旁通叶桂，兼采各家所长，且临证多验，所撰《金匮要略心典》《金匮翼》《静香楼医案》于杂病证治发挥尤多，临证治疗脾肾并重，擅于温补，巧用滋养，颇具特色。

1. 调理中焦，用甘温不远凉润

尤在泾承李东垣、李中梓之学，阐明脾胃中焦在调节人体气机升降出入中的重要性。其云："古人制方用药，一本升降浮沉之理，不拘寒热补泻之迹者，宋元以来，东垣一人而已……今人饥饱、劳逸、损伤中气，于是当升者不得升，当降者不得降，而发热、困倦、喘促、痞塞等症见矣。夫内伤之热，非寒可清；气陷之痞，非攻可去。唯阴阳一通，而寒热自已；上下一交，而痞膈都损。此东垣之学，所以能为举其大欤。"（《医学读书记·卷下·制方用药必本升降浮沉之理》）又云："脾居四脏之中，生育营卫，通行津液。一有不调，则失所欲所行矣。"（《金匮翼·卷三·虚劳营卫不足》）因此，其临床遣方用药重视调理脾胃，顾护中气。

如尤在泾认为，治疗口疮不能一味滋阴降火或清泄胃热。有一类患者，症见饮食少思、大便不实，或手足逆冷、肚腹作痛、欲饮冷水者，实为脾胃虚弱。其肾水之气上逆所乘，则为寒中；脾胃虚热之火被迫上炎，则为口疮。当治以李东垣甘温除热法，选用理中汤之辈温补中气，俾"土温则火敛"乃可痊愈。

又如咳嗽的治疗，尤在泾认为，"肺病以中气健旺，能食便坚为佳"，对久嗽便溏，或咳嗽食后则减者，认为应以培补中气为主。又头痛见倦怠气短、恶风寒、不能食者，认为是清阳气虚，不能上升所致，治以补中益气汤加减以升阳补气。另有以四君子汤加益智仁、干姜益气敛火，治"冷泄齿䶊"等。可见，尤在泾善用甘温调理内科杂症的临床经验非常丰富。

尤在泾私淑喻昌之学，又颇具叶桂之风。喻昌对燥邪伤肺有独特见解，治疗燥病忌用辛香行气之品，主张以甘柔滋润药物以清燥救肺，他所创立的清燥救肺汤，用药大旨是重视胃气，肺胃兼顾，寓培土生金于甘柔滋润之中。其治燥之理法，启发了后世温病学派医家。叶天士说"燥自上伤，均是肺气受病"，主张以"辛凉甘润"治疗温燥之邪，常用桑叶薄荷方、桑叶贝母方、芦根桑叶方等。此外，叶天士强调脾胃分治。对于脾阳不足，胃有寒湿之证，叶天士常以补中益气汤、黄芪建中汤等甘温之剂补其母；而对于脾阳不亏，燥火劫伤肺胃津液者，则采取甘平、甘凉或甘寒濡润之法滋养胃阴。常用药物有玉竹、天花粉、沙参、石斛、麦冬、天冬、蔗汁、梨汁、生地黄、麻仁、粳米、木瓜、乌梅等，常用方剂为《金匮》麦门冬汤。尤在泾临证兼喻、叶两家之长，对于虚实夹杂、慢病之后、羸弱之质，善用甘温而不远凉润，常灵活化裁麦门冬汤、阿胶补肺汤、复脉汤等方剂，巧用清润甘养之法顾护肺胃阴津，使燥润互参，两分相宜，共奏养阴润肺、和中悦胃之效。

2. 培本固肾，熟谙经方，知常达变

尤在泾不仅重视脾胃，还关注肾气。《医学读书记·卷下》有"补中益气汤六味地黄汤方合论"，专论两方的区别与联系。其云："阳虚者，气多陷而不举，故补中益气汤多用参、芪、术、草，甘温益气，而以升、柴辛平助以上升；阴虚者，气每上而不下，故六味地黄丸多用熟地、萸肉、山药，味厚体重者，补阴益精，而以茯苓、泽泻之甘淡助以下降。"其重视先后天脾肾之思想可见一斑。尤在泾熟谙张仲景方剂中的复脉汤、黄土汤、薯蓣丸、肾气丸等方，其谓"建中、复脉、八位肾气丸之属，甘温辛润，具有升阳化阴之能"（《医学读书记·卷下·冷劳》）。例如，对于口疮，责之肾阴虚火动者，宜六味地黄丸之属，壮水敛火；对于因肾阳虚内寒，阳气不安

其宅而飞跃于上者，宜七味、八味之属，温脏敛阳。又以黄土汤加人参阴阳两顾，而治"泻痢便血，五年不愈，色黄心悸，肢体无力"。对于虚证咳嗽失音，用"复脉甘润法呛止音出"。尤在泾借培本固肾之剂，以求异病同治之功，即为"治本"之法。

尤在泾

临证经验

一、杂病治验拾零 🦩

尤在泾的临证诊疗经验，主要体现在《金匮翼》《静香楼医案》和《医学读书记》中。如前所述，尤在泾认为，治疗内科杂病首先要抓主症以识病正名，识病之后才可辨证抓其纲要，才能定法选方。据此思路，其在论述内科杂病时，都先举病状，次析病位、病因、病机，再辨寒热虚实，后列治法方剂；或以法类方，或以证类方，条分缕析，充分展示了辨证论治的丰富内涵。

（一）以法类方

1. 中风（附：风瘙痒）

关于中风的记载，始见于《内经》。在《内经》中虽未提及具体病名，但有关中风的论述散见于各个章节。如"荣卫亏虚，外邪入中"（《素问·生气通天论》），"气血上冲，血菀于上"（《素问·生气通天论》）等简要叙述。自《内经》之后，中风的理论发展大致可以划分为两个阶段。唐宋以前，以"外风"学说为主，多从"内虚邪中"立论；唐宋以后，特别是金元时期，多以"内风"立论。尤在泾《金匮翼》有关中风的认识，可以归结为以下几点。

（1）中风之病本在肝

尤在泾认为，中风分为真中风和类中风，因外感之风所中者为真中风，而因痰火食气所引发的内生之风为类中风。他根据《内经》"风气通于肝""诸风掉眩，皆属于肝"的观点，认为无论外感、内生，真中、类中，中风者必有肝风为之内应，中风之病本在肝。如其所云："天人之气，恒相感召，真邪之动，往往相因。故无论贼风邪气从外来者，必先有肝风为之内应，即痰火食气从内发者，亦必有肝风为之始基"，如无肝风，则不会出现卒倒、偏枯、歪僻、牵引等症状。

（2）脏腑经络分浅深

尤在泾认为，中风发病有脏腑经络浅深之异，病情有轻重缓急之别。络病见口眼㖞斜，其邪浅而易治；经病见手足不遂，身体重痛，并多在倒仆后出现，为中邪稍深。腑病见卒中昏厥，语言错乱，其邪尤深。无论经病或腑病，都能见到倒仆之症，跌倒后神清识人者为经病，神昏不识人者为腑病。至于中脏见唇缓失音、耳聋目瞀、遗尿声鼾等症，为病之最深。尤在泾指出，中风可见经病兼腑者，或者脏病连经者，或者脏腑经络同病者，临证时需谨慎详查。

（3）应猝变创立八法

尤在泾根据《素问·阴阳应象大论》"邪风之至，疾如风雨"，认为中脏邪所发者，因脏气内虚，肝风独胜，猝然上攻九窍，旁溢四肢，病势如火之发，如泉之达，而不可骤止，而且有虚实之别。邪气所触，风从外来者，病证多实，病实者，气多闭，欲其通，不通则死；肝病所发，风从内出者，病证多虚，病虚者，气多脱，欲其收，不收则死。此外，中风病还有阴、阳、表、里、缓、急之殊，医有寒、温、汗、下、补、泻、轻、重之异。尤在泾据此创立中风八法，以应仓促之变，即为开关法、固脱法、泄大邪法、转大气法、逐痰饮法、除热风法、通窍隧法和灸腧穴法。

一是开关法。适应证为中风闭证，症见猝然口噤目张，两手握固，痰壅气塞，无门下药者。闭者宜开，不开则死，搐鼻、揩齿、探吐等，均属开法。若见口闭涎止，欲垂死者可选白矾散（白矾、巴豆、生姜）；若见中风涎潮，口噤气闭不通者可选急救稀涎散（猪牙皂角、晋矾）、胜金丸（生薄荷、猪牙皂角、瓜蒂末、藜芦末、朱砂）等。

二是固脱法。适应证为中风脱证，症见猝然发作，目合、口开、遗尿、自汗者。脱则宜固，急在培补元气，可选参附汤（人参、制附子）。

三是泄大邪法。适应证为中风因贼风邪气所致，症见中风面加五色，有表证，脉浮而恶寒，拘急不仁者，其遵刘河间治真中风之法，以加减续命汤（麻黄、桂枝、杏仁、芍药、甘草、人参、川芎、防己、黄芩、附子、防风、生姜）随症治之。尤在泾认为，凡中风病应根据六经的具体表现加减药物，不然，"虽治之而不能去其病"。因此，方后附有详细加减法：无汗恶寒加麻黄、防风、杏仁；有汗恶风加桂枝、芍药、杏仁；无汗身热，不恶风加葛根，桂枝、黄芩量加倍；有汗身热，不恶寒者加石膏、知母、甘草；无汗身寒加附子、干姜、甘草；有汗无热者桂枝、附子、甘草量加倍；肢节挛痛，或麻木不仁加羌活、连翘；多怒加羚羊角；热而渴去附子，加秦艽；恍惚错语加茯神、远志；不得睡加枣仁；不能言加竹沥；神虚无力去麻黄，加人参。

若中风外有六经之症状者，先以加减续命汤随症治之，内有二便不利者，复以三化汤（厚朴、枳实、大黄、羌活）下之。

无论续命汤还是三化汤，均适用于身体壮实患者。而对于气弱无力患者，应随症选以下方：中风脊强，身痉如弓者，用《肘后》紫方（鸡屎、大豆、防风、酒）。中风口噤，四肢搐搦，或角弓反张者，选荆芥散（荆芥、酒）或豆淋酒法（黑豆、酒），或可选用续命煮散（桂枝、白芍、甘草、防风、独活、人参、熟地黄、当归、川芎、荆芥穗、细辛、干葛、远志、姜半夏）复营卫，却风邪。

四是转大气法。尤在泾根据《内经》"大气一转，邪气乃散"，认为无论类中风或真中风，均以转气为先，方用八味顺气散（人参、白术、茯苓、陈皮、青皮、台州乌药、香白芷、甘草），或匀气散（白术、乌药、人参、天麻、沉香、青皮、白芷、木瓜、紫苏、甘草）。

五是逐痰饮法。适应证为因风而动痰，或因痰而致风，或邪风多附顽痰，或痰病有如风病，症见掉摇眩晕、倒仆昏迷者，方用涤痰汤（胆南星、半夏、枳实、茯苓、橘红、石菖蒲、人参、竹茹）、清心散（薄荷、青黛、硼砂、牛黄、冰片）。

六是除热风法。适应证为内风化热者。此证不可治风，唯宜治热，方选竹沥汤（竹沥、荆沥、生姜汁）、地黄煎（生地汁、枸杞根汁、生姜汁、酥、荆沥、竹沥、栀子仁、大黄、茯苓、天冬、人参）。

七是通窍隧法。适应证为风邪中人，与痰气相搏，闭其经隧，症见神昏、脉暴绝者，急以香药开窍通隧，宜苏合香丸、至宝丹之属。苏合香丸（白术、朱砂、乌犀角、青木香、香附、诃子、白檀香、龙脑、麝香、沉香、丁香、荜茇）。

八是灸腧穴法。适应证为中风卒倒，邪气暴加，真气内陷，表里气不相通，或真气暴虚，阳绝于里，阴阳二气，不相维系，药石卒不能救者。灸法不仅散邪，还可以通表里之气或通引绝阳之气。灸风中腑，手足不遂等症，选百会、肩髃、曲池、风市、足三里、绝骨；灸风中脏，气塞涎潮，不语，昏危者，下火立效，选百会、大椎、风池、肩井、曲池、间使、足三里；灸风中脉，口眼㖞斜，选听会、颊车、地仓，凡㖞向右者宜灸左㖞陷中，向左者宜灸右㖞陷中；灸中风卒厥，危急等症，选神阙、丹田、气海。

（4）随证缓调分五脏

尤在泾认为，五脏各有中风之证，但所治各有不同，学者不可不察。如见心风，宜用新定心风犀角丸（人参、犀角、远志、生地黄、天冬、石菖蒲、赤箭、紫石英、防风、茯苓、细辛、丹砂、龙香）；肝风选新定肝风天麻散（天麻、川芎、人参、犀角、羚羊角、乌蛇、柏子仁、酸枣仁、钩藤、甘菊）；脾风宜用新定脾风白术汤（白术、白茯苓、防风、防己、人参、甘草、白芍、附子、麻黄、薏苡仁）；肺风宜用新定肺风人参汤（人参、麻黄、羚羊角、白鲜皮、防风、桔梗、杏仁、石膏、甘草）；肾风宜用新定肾风苁蓉丸（苁蓉、熟地黄、防风、虎骨、山药、牛膝、黑豆、石斛、当归、独活）。

（5）诸证兼顾法相宜

除以上诸法之外，尤在泾指出，风性善行而数变，症状各异，中风或兼见失音不语，或见口眼歪斜，或见偏风，治疗时应分清先后缓急，有所兼顾，随证治之。若见舌喑不能言，足废不能用，名喑痱，为肾脉虚弱，内夺而厥，气厥不至舌下所致，宜地黄饮子（熟地黄、巴戟天、石斛、山茱萸、苁蓉、附子、五味子、肉桂、麦冬、白茯苓、石菖蒲、远志、生姜、大枣、薄荷）。若舌强不能语，虽语而謇涩不清者，乃痰涎风气之所为，宜涤痰汤、清心散或《宝鉴》茯神散（茯神心、薄荷、蝎梢、温酒）。若见中风面目相引，口喝，牙车急，舌不得转者，宜用《外台方》（独活、竹沥、生地黄汁）；若无故口眼歪斜，投以中风药不效者，因骨虚中风所致，宜选方（牡蛎、矾石、附子、灶下黄土）。

（6）医案集锦

案例1

脉虚而涩，左半手足麻痹，食不知味。此气血不能运行周体，乃类中之渐也。处方：桂枝、茯苓、归身、半夏、炙甘草、黄芪、天麻、首乌。（《静香楼医案·类中门》）

案例2

热风中络。口歪、舌蹇、咽痛。治以清滋。处方：羚羊角、玄参、钩藤、甘菊、甘草、石菖蒲、生地、竹沥。再诊：生地、阿胶、麦冬、知母、贝母、甘菊、甘草、玄参。三诊：咽喉干痛。滋清不愈，宜从降导。处方：肾气丸，淡盐汤送下。（《静香楼医案·类中门》）

案例3

寒热后，邪走手少阴之络，猝然不语，肩背牵引不舒。宜辛以通之。处方：菖蒲、远志、甘草、木通、当归、牡丹皮、丹参、茯苓。（《静香楼医案·类中门》）

案例 4

脉濡，按之则弦，右肩及手指麻木，两腿酸痹，难以名状。此脾饮肝风，相合为病，乃类中之渐，不可不慎。处方：首乌、天麻、刺蒺藜、羚羊角、炙甘草、茯苓、半夏、白芍、牡丹皮、广皮、姜汁，和竹沥泛丸。（《静香楼医案·类中门》）

按语： 上述为尤在泾治疗类中风四案，病位虽涉及心、肝、脾、肺、肾五脏，但以肝脏为主；病性虽虚实夹杂，但多以虚证为本，反映了尤在泾认为类中风"必先有肝风为之内应"，"肝病所发，风从内出者，病证多虚"的学术思想。其或治以益气化痰，或滋阴清热，或填补肾阳，或辛润通窍，或健脾息风，总不离中风八法，同时脉证合参，平肝息风，调治五脏。

附：论治风瘙痒

尤在泾对风瘙痒的论治，包括内服方和外洗方。内服以祛风止痒，理气活血为主：如防风汤淋洗方（防风、苦参、益母草、白蒺藜、荆芥穗、蔓荆实、枳壳）、松叶酒方（松叶、酒）；若见瘙痒，手足生疮，及遍身痞瘰，发赤黑黡子，肌热疼痛者，此为脾肺风毒，攻注皮肤，治用胡麻散（胡麻、枳壳、防风、蔓荆实、威灵仙、苦参、川芎、荆芥穗、何首乌、炙甘草、薄荷）。外治配合煎汤熏洗，用外洗方（紫背浮萍、豨莶草、蛇床子、苍耳子、防风）。

尤在泾论治历节痛风，有以下四法：一是祛风通络法。如白花蛇散（白花蛇、何首乌、蔓荆实、牛膝、威灵仙、荆芥穗、旋覆花）、牛膝汤（牛膝、当归、赤芍、虎骨[①]、芒硝、川芎、桃仁）等；若见白虎历节，诸风

---

① 虎骨：虎骨是猫科动物虎的骨骼，具有固肾益精、强筋健骨、舒筋活血等功效。《濒危野生动植物国际贸易公约》禁止附录所列濒于灭绝种的国际间一切商业贸易，其中就包括虎骨。中国自 1993 年 5 月 29 日起正式禁止出售、收购、运输、携带、邮寄虎骨，取消虎骨药用标准，今后不得再用虎骨制药，与虎骨有关的所有中药成药停产。

疼痛，游走无定，状如虫啮，昼静夜剧，以及一切手足不测疼痛者，用麝香丸（大川乌、全蝎、黑豆、地龙）；若治鹤膝风，则用蜈蚣丸［蜈蚣（全蝎）、白附子、阿魏、桂心、白芷、乳香、威灵仙、地骨皮、牛膝、羌活、安息香、桃仁、没药］。二是清热凉血祛风法。如《千金》犀角汤（犀角[①]、羚羊角、前胡、黄芩、栀子仁、射干、大黄、升麻、豆豉）治疗热毒流入四肢，历节肿痛；白头翁酒（白头翁草、醇酒）治疗诸风攻痛四肢百节。三是活血化瘀，补肾健骨法。如没药散（没药、虎胫骨[②]）、抵圣散（虎胫骨、薄荷末、人参、乳香）；四是益气温阳法。如大枣汤（大枣、附子、甘草、黄芪、麻黄、生姜）治疗阳虚兼表证。

2. 痰饮

（1）饮病多端，重在宣通

尤在泾认为，痰病和饮病有别。饮病的出现，主要是因为三焦不调，气道痞涩。他认为三焦为水谷之道路，气脉之始。若三焦调适，气脉平均，则能宣通水液，行入于经，化而为血，灌溉周身。假令三焦气涩，脉道不通，则水饮停滞，不得宣行，因此聚成痰饮，为病多端。他根据《金匮要略》中对"痰饮"的分类，将饮病分为痰饮、悬饮、溢饮、支饮，又可为留饮、癖饮、流饮、伏饮。在治疗上，以"宣通气脉为先"，"以温药和之"，使饮无所凝滞。

（2）痰病复杂，审因论治

尤在泾所述痰病，有因气而生者，有因惊而生者，有因热而生者，有因风而生者，有因积饮而生者，有因多食而生者，有因暑而生者，有因伤

---

① 犀角：为犀科动物白犀牛、黑犀牛、印度犀牛、爪哇犀牛、苏门答腊犀牛等的角。犀牛是受国际保护的珍稀濒危动物，现多用水牛角代替。

② 虎胫骨：为虎的小腿骨。虎为受国际保护动物，禁止出售、收购、运输、携带、邮寄虎骨。临床可用透骨草等来代替。

冷物而生者，有因酒而生者，有因脾虚而生者。由于病因病机不同，而临床表现颇为复杂。气痰攻注，则走刺不定，惊痰则成心痛癫疾，热痰则成烦躁懊恼、头风烂眼；风痰则成瘫痪、大风眩晕、暗风闷乱；积饮成痰见胁痛、四肢不举，每日呕吐；食痰则成疟痢，口臭痞气；暑痰头昏眩晕，黄疸头疼；冷痰骨痹，四肢不举，刺痛；酒痰饮酒不消，但得酒次日又吐；脾虚生痰，食不美，反胃呕吐等。尤在泾根据前贤所论，结合临床实践，总结出"治痰七法"：攻逐法、消导法、和法、补法、温法、清法、润法。从所用方剂和药物来看，有治饮之方药，但大部分为治痰方药。

①攻逐法：尤在泾将痰饮停积已甚比喻为沟渠瘀壅，久则倒流逆上，污浊臭秽，欲澄治已壅之水而使之清，则决而去之，故须治以攻逐法。方选神仙坠痰丸（黑丑、皂角、白矾）、十枣汤（芫花、甘遂、大戟）；若症见胸背、手足、腰项、筋骨牵引钓痛，走易不定，或手足冷痹，气脉不通者，用控涎丹（甘遂、大戟、白芥子）；若症见口燥咽干、大便秘结、面如枯骨、毛发焦槁、妇人月水不通者，用礞石滚痰丸（青礞石、沉香、大黄、黄芩）。

②消导法：此法适用于痰饮未盛，或虽盛而未至坚顽者。若症见痰饮为患，或呕逆恶心，或头眩心悸，或中脘不快者，用《太平惠民和剂局方》（半夏、橘红、白茯苓、甘草）、《济生》导痰汤（半夏、天南星、赤茯苓、枳实、橘红、甘草）；若为食积成痰者，用青礞石丸（青礞石、半夏、天南星、风化硝、黄芩、茯苓）；若为膈痰结实，满闷喘逆者，用半夏丸（半夏、皂角、生姜）；若为顽痰迷塞，关窍不通，声音不出者，用鹤顶丹（白矾、黄丹）；若为风痰壅盛，呕吐眩晕及瘫痪中风者，用青州白丸子（半夏、南星、白附子、川乌）。

③和法：此法适用于因虚而生痰，继因痰而成实者。此时只能辨其虚实多寡而和之，或寓攻于补，或寓补于攻，方用橘皮汤（半夏、茯苓、陈皮、细辛、青皮、桔梗、枳壳、甘草、人参、旋覆花）或六君子汤（人参、

白术、茯苓、甘草、陈皮、半夏）。

④补法：此法适用于脾肾气虚所致痰证。生痰之本，在肾者气虚水泛，在脾者土虚不化；攻之则弥盛，补之则潜消；方用济生肾气丸、四君子汤、苓桂术甘汤（茯苓、桂枝、白术、炙甘草）。

⑤温法：此法适用于痰饮停凝心膈上下，或痞或呕或利，久而不去，或虽去而复生者。若为冷痰，用《千金》半夏汤（白术、半夏、生姜、茯苓、人参、桂心、甘草、附子）、吴茱萸汤（吴茱萸、人参、半夏、桂心、茯苓、甘草）、神术丸（茅术、生芝麻、大枣）。此外，还可选用沉香茯苓丸（沉香、白茯苓、制半夏、人参、丁香、甘草、陈皮）温脾胃，利胸膈，和气血。

⑥清法：此法适用于因热而生痰，或因痰而生热，胶结不解，相助为疟者。此时欲去痰，必先清热。若症见咽喉干燥，或塞或壅，头目昏重，或咳吐稠黏，面目赤热者，用洁古小黄丸（南星、半夏、黄芩）；若为热痰壅盛，胸膈不利者，用《圣济》千金散（半夏、蛤粉、甘草、凝水石）；若为热痰，还可用《圣济》鹅梨煎丸（鹅梨、皂夹、生地黄、薄荷、白蜜、人参、白茯苓、半夏、槟榔、青皮、桔梗、甘草）凉心肺，利胸膈，解毒，补虚益气。

⑦润法：此法适用于肺虚阴涸，枯燥日至，气不化而成火，津结而成痰者。此时既不可辛散，也不可燥夺，只能清之润之，则痰气自消。若为燥痰在肺中，上气咳嗽，或心胸烦热，用杏仁煎（杏仁、生姜汁、白蜜、饴糖、桑白皮、贝母、木通、紫菀、五味）；若为郁痰、老痰，胶固稠黏，难于咯唾，用节斋化痰丸（天冬、片芩、瓜蒌仁、橘红、海石粉、香附、芒硝、桔梗、连翘、青黛）。

（3）医案集锦

案例1

肺饮 处方：紫菀、半夏、桑皮、白前、杏仁。（《静香楼医案·痰饮门》）

案例2

肝阳因劳而化风，脾阴因滞而生痰，风痰相搏，上攻旁溢，是以昏运体痛等症见也。兹口腻不食，右关微滑，当先和养胃气，蠲除痰饮，俟胃健能食，然后培养阴气，未为晚也。处方：半夏、粳米、麦冬、橘红、茯苓。(《静香楼医案·痰饮门》)

案例3

秋冬咳嗽，春暖启安，是肾气收纳失司，阳不潜藏，致水液变化痰沫，随气射肺扰喉，喘咳不能卧息，入夜更重，清晨稍安。盖痰饮乃水寒阴浊之邪，夜为阴时，阳不用事，故重也。仲景云：饮病当以温药和之。《金匮》饮门短气倚息一条，分外饮治脾、内饮治肾，二脏阴阳含蓄，自然潜藏固摄。当以肾气丸方，减牛膝、肉桂，加骨脂以敛精气。若以他药发越阳气，恐有暴厥之虑矣。处方：肾气丸减牛膝、肉桂，加补骨脂。(《静香楼医案·痰饮门》)

案例4

往昔壮年，久寓闽粤，南方阳气易泄。中年以来，内聚痰饮，交冬背冷喘嗽，必吐痰沫，胸脘始爽。年逾六旬，恶寒喜暖，阳分之虚，亦所应尔。不宜搜逐攻劫，当养少阴肾脏。仿前辈水液化痰阻气，以致喘嗽之例。处方：肾气丸减牛膝、肉桂，加北五味、沉香。(《静香楼医案·痰饮门》)

案例5

饮邪射肺为咳，处方：半夏、杏仁、干姜、北五味、白芍、炙甘草、茯苓、桂枝。(《静香楼医案·痰饮门》)

案例6

久遗下虚，秋冬咳甚，气冲于夜，上逆不能安卧，形寒足冷，显然水泛而为痰沫。当从内饮门治，若用肺药则谬矣。处方：桂枝、茯苓、五味、炙甘草、白芍、干姜。(《静香楼医案·痰饮门》)

案例 7

肝风与痰饮相搏，内壅脏腑，外闭窍隧，以致不寐不饥，肢体麻痹。迄今经年，脉弱色悴，不攻则病不除，攻之则正益虚，最为棘手。处方：钩藤、菖蒲、刺蒺藜、远志、竹沥、郁金、胆星、天竺黄，另指迷茯苓丸临卧服。（《静香楼医案·痰饮门》）

按语： 尤在泾治疗痰饮以温化为大法，健脾、温肾、润肺为治本之法，发汗、利水、攻逐为权宜之计。痰饮为病，主要累及肺、脾、肾三脏，故在疾病发展的过程中，需要注重三脏的功能健旺。痰饮日久，气机失和，有夹热、夹瘀之变，临证时要注重气血的畅利，在方剂中适当配伍行气活血之品，往往可以收到较好的疗效。

3. 湿证

（1）湿之为病，内外有别

尤在泾认为，湿证有外感、内生之别。他说："湿之为病，有自外入者，有自内生者，必审其方土之病本。"例如，东南地势低平，阴雨潮湿，湿邪多从外入，多自下起，以腿重脚气病多见，为外感湿证，治疗应以汗法为主；西北地势高远，人食生冷湿面，或饮酒后寒气怫郁，湿气不能外越，或腹皮胀疼，甚则中满水蛊，或周身浮肿如泥，按之不起，此为内生湿证，治疗当通利二便。另外，湿邪因侵袭部位不同而病症各异，在上则病头重胸满呕吐，在外则身重肿胀，在下则足胫跗肿，在中则腹胀中满痞塞。

（2）因势利导，治湿四法

尤在泾治疗湿证以发汗、利小便为主要治法，并根据病位因势利导，在上者吐之、在中者夺之、在下者引而竭之，总结出治湿四法：散湿、渗利、下湿和上下分消，将方剂按照祛湿方式的不同，分为以下 4 类。

一是散湿之剂。适用于表湿证，以汗法为主。若湿邪在表，身烦疼，可用麻黄加术汤（麻黄、桂枝、甘草、白术、杏仁）；若症见一身尽疼，发热日晡所剧，则用麻黄杏仁薏苡甘草汤；若湿气在表，脉浮，身重不能转侧，自汗，或额上多汗，用羌活胜湿汤（羌活、独活、川芎、藁本、防风、炙甘草、蔓荆子）。

二是渗利之剂。适用于里湿证，同时兼夹其他病邪。如痰湿相合，症见身体肿胀、呕逆泄泻、痰饮湿疟、身痛身重者，用五苓散（猪苓、茯苓、白术、泽泻、桂枝）；若寒湿相加，见身重、腰冷，用肾着汤（干姜、茯苓、甘草、白术）；若湿热胶结，用清热渗湿汤（黄柏、黄连、茯苓、泽泻、苍术、白术）。

三是下湿之剂。适用于峻下逐水。若症见浮肿水胀、形气俱实者，用舟车神佑丸（甘遂、芫花、大戟、大黄、青皮、陈皮、木香、槟榔、黑丑、轻粉，驱虫加芜荑）、青木香丸（黑丑、补骨脂、荜澄茄、木香、槟榔）。

四是上下分消之剂。适用于湿邪内外兼见者。若症见发热恶寒、身重自汗、骨节疼痛、小便闭、大便溏、腰脚痹冷者，用除湿汤（生白术、藿香叶、橘红、白茯苓、炙甘草、半夏曲、厚朴、苍术）；若见身体肿胀、泄泻、肠鸣腹痛，用升阳除湿汤（升麻、柴胡、羌活、防风、半夏、益智仁、神曲、泽泻、麦蘖面、陈皮、猪苓、甘草、苍术）。

4. 发热（附：恶寒）

（1）内伤发热，首辨虚实

虚证发热，或因"劳心好色，内伤真阴"，阴血不足，水火不济，阳气独亢所致；或因"饮食劳倦，内伤元气"，导致"真阳下陷，内生虚热"。归结起来，不外气、血、阴、阳亏虚。气虚发热，症见身热心烦，头痛恶寒，懒言恶食；血虚发热者，症见肌热烦躁，困渴引饮，目赤面红，昼夜不息，脉象大而虚、按之无力，症状与白虎汤证相似，只是脉不长实；阴虚骨蒸发热者，热伏于内，而气蒸于外也，症见肌热盗汗，黄瘦口臭；脾胃阳气虚浮者，上为呕恶，下为溏泄，其脉象大而不实；肾脏阳气虚浮发热者，可见烦渴引饮，面赤舌刺唇黑，足心如烙或冷如冰，脉象洪大无伦，重按微弱。

实证发热多因痰浊、瘀血、食积、湿冷壅塞不通，郁而化热所致。积痰发热者，症见胸膈痞塞，背心疼痛，憎寒发热，状类伤寒，但头不痛，项不强，脉弦滑；瘀血发热者，其人但欲漱水而不欲咽，两脚必厥冷，少腹必结急，脉涩；食积发热者，当暮发热，恶闻食臭，时时嗳腐，头痛，脉滑或实、数，但左手人迎脉平和，身不疼；酒毒发热者，脉数，溺赤；寒气郁遏发热者，心烦，手足心热，骨髓中热如火燎。

（2）药用如兵，治热五法

尤在泾根据邪正盛衰，总结出治热五法：一曰和，二曰取，三曰从，四曰折，五曰夺。以小热之病为例，尤在泾说："假令小热之病，当以凉药和之。和之不已，次用取，为热势稍大，当以寒药取之。取之不已，次用从，为热势既甚，当以温药从之。谓药气温也，味随所为，或以寒因热用，味通所用；或寒以温用，或以汗发之。不已，又用折，为病势极甚，当以逆制之。制之不已，当以下夺之。"对于上述诸法均不效的发热，他指出："热深陷在骨髓，无法可出，针药所不能及，故求属以衰之。求属之法，是同声相应、同气相求之道也。"尤在泾还以兵法比喻："如孙子之用兵，在山谷，则塞渊泉；在水陆，则把渡口；在平川广野，当清野千里。塞渊泉者，刺俞穴。把渡口者，夺病发时前。清野千里，如肌羸瘦弱，当广服大药以养正。"他认为，用药如用兵，贵在得当。

和法、取法，适用于疾病初起，邪气轻浅，正气尚能抗邪，此期治疗当兼顾邪正，稍稍给药即可得效，不可大补大泻，以防养邪伤正；从法，脱胎于李东垣的"甘温除热"法，与《内经》"损者益之""劳者温之"的治疗原则一脉相承。即以温热之剂补元阳虚损之气，元气得复，阴火自敛，诸热得除。折法、夺法，适用于病情急骤之时，以邪气亢盛为主，"急则治其标"，当急泻邪气，留存正气，取"急下存阴"之意。具体运用如下：

和法、取法：若为血虚发热，用当归补血汤（黄芪、当归、生地黄、生甘草）；若为脾胃阳浮发热，用理中汤；若为肾脏阳浮发热，用八味肾气丸。

从法：若为劳倦发热，用补中益气汤（黄芪、人参、炙甘草、白术、陈皮、当归）；若为火郁发热，用东垣火郁汤（升麻、葛根、白芍、柴胡根、防风、炙甘草）。

折法、夺法：若为瘀血发热，用当归承气汤（当归、大黄、芒硝、甘草）；若为食积发热，用加味越鞠丸（苍术、神曲、香附、黑山栀、抚芎、针砂、山楂）；若为酒毒发热，用酒煮黄连丸。

属法：若见骨蒸热，用麦煎散、柴胡连梅散（柴胡、人参、黄芩、甘草、胡黄连、当归、芍药、童便、乌梅、猪胆汁、猪脊髓、韭根）。

（3）脏腑气血，辨治相宜

尤在泾还分别总结脏腑热、三焦热、气血热的主治方药及具体适应证。

①脏腑热：肝热者，用钱氏泻青丸（当归、龙胆草、川芎、山栀、羌活、防风、大黄）；若为肝脏积热，用龙荟丸（当归、龙胆草、栀子、黄连、黄柏、黄芩、大黄、芦荟、青黛、木香、麝香）。

心热者，若症见心劳不止、口赤干燥、心闷、肌肉毛发颜色焦枯，用《外台》麦门冬饮（生麦冬、陈粟米、鸡子白、淡竹叶）；若症见口疮烦渴、小便不利，用《济生》黄芩汤（生地黄、木通、甘草、黄连、黄芩、麦冬、栀子、泽泻）。

脾热者，用《外台》疗脾热方（石膏、生地汁、淡竹叶、赤蜜）；若症见口臭、咽干目黄，用泻黄散（藿香叶、栀子、石膏、防风、甘草）。

肺热者，用泻白散（桑白皮、地骨皮、甘草）。

肾热者，用东垣滋肾丸（黄柏、知母）；若症见大小便秘塞、耳鸣色黑，用《外台》三黄汤（大黄、黄芩、芒硝、栀子、甘草）。

胆热者，精神不守，用《外台》栀子煎（栀子、甘竹茹、香豉、大青、橘皮、赤蜜）。小肠热者，小便赤涩而渴，用导赤散（生地黄、木通、甘草）。

大肠热者，腹胀不通，挟脐痛，食不化，口生疮，喘不能久立，用泻白汤（淡竹叶、黄芩、栀子、柏皮、茯苓、芒硝、生地黄、橘皮）。

胃热者，用《千金》竹叶汤（竹叶、小麦、知母、石膏、黄芩、茯苓、麦冬、人参、生姜、栝楼根、半夏、甘草）、《千金》地黄煎（生地汁、茯神、知母、葳蕤、栝楼根、竹沥、生姜汁、白蜜、生麦冬汁、生地骨皮汁、石膏）。

②三焦热：上焦积热，烦躁，面赤头昏，咽痛喉痹，口疮颊肿，便溺秘赤，谵妄，睡卧不安，用凉膈散（新薄荷、连翘、黄芩、栀子、甘草、大黄、芒硝）；上焦虚热，肺脘咽膈有气如烟呛上，用通膈丸（人参、川黄连、茯苓、朱砂、真片脑）；下焦积热，二便秘涩，口渴咽干，舌疮血淋，用八正散（大黄、瞿麦、木通、滑石、萹蓄、车前子、栀子、甘草）。

③气血热：血分热，用四顺清凉饮子（大黄、甘草、当归、芍药）；气分热，用海藏桔梗汤（桔梗、连翘、栀子、薄荷、黄芩、甘草）。

附：恶寒

尤在泾此处所论恶寒，指的是内伤恶寒，他认为可因阳虚或阳郁所导致。阳虚恶寒，实为腠理不固，故见恶寒自汗，脉浮虚，治疗宜温补。阳郁恶寒，多因邪气痹阻，阳气不得通达，卫阳虚弱引起，治疗则宜开发上焦，升阳明之气，祛邪解郁。若症见腠理不固，恶寒自汗，脉浮虚，用桂枝加人参附子汤（桂枝、白芍、甘草、附子、人参）；若症见中虚怯寒，用大建中汤（黄芪、当归、桂心、白芍、人参、甘草、半夏、黑附子）。

案例1

（阳郁治案）进士周，年近四十，得恶寒证，服附子数百帖而病益甚，脉弦而缓。遂以江茶入生姜汁、香油些少调饮之，吐痰一升许，减大半。又与通圣散去麻黄、硝、黄，加当归、地黄百帖而安。(《金匮翼·恶寒》)

案例 2

一女子恶寒，用苦参、赤小豆各一钱为末，齑水调饮之，吐痰甚多，继用南星、川芎、苍术、黄芩，酒打面为丸服愈。(《金匮翼·恶寒》)

案例 3

罗谦甫治金院董诚彦，夏月劳役过甚，烦渴不止，极饮乳，又伤冷物，遂自利，肠鸣腹痛，四肢逆冷，冷汗自出，口鼻气亦冷，六脉如珠丝，时发昏愦。众大医议以葱熨脐下，又以四逆汤五两，生姜二十片，连须葱白九茎，水三升，煮取一升，去滓凉服。至夜半，气温身热思粥饮，至天明而愈。(《金匮翼·恶寒》，尤在泾引罗谦甫治董诚彦案)

案例 4

昔有一妇人，恶寒特甚，盛暑亦必服皮衣数件，昼夜常坐卧床褥，饮食如常，亦一无所苦，更名医数四，终莫能治。补泻寒热温凉备尝之矣。一医以玉屏风散大剂煎水，以大锅令患者熏蒸半日许，汗出得愈。(《金匮翼·恶寒》)

按语：尤在泾认为，恶寒需分阳虚和阳郁。阳虚者应治以温补，如上案中用四逆汤。阳郁者需分析致郁病因，若其他三案所示，或用汗法，或用吐法，去菀陈莝，总以开发上焦，祛邪解郁为要务。

5. 饮食病

（1）停食伤食需明辨

对于因饮食而导致的疾病，尤在泾认为存在伤食与停食两种情况，二者应分别对待。伤食多因饮食自倍，肠胃乃伤所引起，病机在于消化不及，临证在区分食积的同时，还要判断是否存在正虚的一面。停食的病机在于气结而不能消化，或当食而怒，或当食而病，甚者更因胃中元气亏虚而不能进食。因胃气虚弱，不能传化水谷，谷盛气虚者称为"谷劳"，症见怠惰嗜卧，肢体烦重，腹满善饥而不能食，食已则发。因大肠移热于胃，或胃受邪热，消烁谷气，不能变化精血，或胃移热于胆，烁土而消谷者名曰"食亦"，症见善食而体瘦，不长肌肉。

（2）以三焦论治伤食

伤食偏重于治疗食积，尤在泾根据上、中、下三焦病位不同，因势利导，选用吐、消和下三法。

病在上焦，宜用吐法。用瓜蒂散（瓜蒂、赤小豆），或用治食索粉成积方（紫苏、杏仁）；若治食狗肉不消，心下坚，或腹胀，口干大渴，心急发热，狂言妄语，或洞下者，用杏仁一升，以沸汤三升，和绞汁三服；或以芦根煮水，饮之。

病在中焦，宜用消法。可选用红丸子（京三棱、蓬术、青皮、陈皮、炮姜、胡椒）壮脾胃，消宿食，去膨胀。

病在下焦，宜用下法。治饮食寒凉太过，心腹卒痛如锥刺者，用备急方（川大黄、干姜、巴豆）；治伤湿热之物，不得旋化，而作痞满，闷乱不安，便闭者，用东垣导滞丸（黄芩、茯苓、白术、黄连、泽泻、枳实、神曲）。

另外，他还酌情添加人参运药。尤在泾认为，饮食停滞于中脘，不能运化，往往是由于脾胃虚弱，运化水谷失职。临床凡遇伤食证，屡用消食行气之药，而食积不能消除的病人，可在消食导滞的药物中，加入人参 $3 \sim 6g$，治之如神。

（3）调理停食畅气机

停食侧重于调理中焦气机，理气和消法并用，对于胃中元气亏虚者还应区分寒热，尤在泾总结了临证常用的三类治法方药。

温中散寒法，用消食丸（麦蘖、神曲、干姜、乌梅）；又方（神曲、麦蘖、神、乌梅、干木瓜、茯苓、甘草）；又方（豉心、麦芽、神曲、川椒、干姜）。

清宣胃热法，用资生丸（白术、橘红、茯苓、人参、山楂、神曲、白豆蔻、泽泻、川黄连、藿香、甘草、扁豆、莲肉、麦芽面、山药、芡实、薏苡仁）健脾开胃，消食止泻，调和脏腑，滋养营卫；或用凝神散（人参、白术、茯苓、山药、扁豆、知母、生地黄、粳米、甘草、淡竹叶、地骨皮、麦冬）收敛胃气，清凉肌表。

脾肾平调法，对于胃气虚，不能食，四肢重，短气者，用调中汤（薤白、枳实、橘皮、大枣、粳米、香豉）和畅胃阳，调和五脏，并疗诸疾；若全不进食，服补药皆不效，《普济本事方》用二神丸（补骨脂、肉豆蔻），或用宽中进食丸（人参、炮姜、青皮、大麦芽、缩砂仁、炙甘草、白茯苓、橘红、泽泻、白术、枳实、豆蔻、猪苓、神曲、木香、半夏）滋形气，喜饮食。

对于谷劳和食亦的治疗，谷劳用沉香汤（沉香、白术、人参、白茯苓、紫厚朴、半夏、干姜），食亦用甘露饮（生地黄、熟地黄、天冬、麦冬、片芩、石斛、枇杷叶、甘草、枳壳、茵陈）。

（4）上下分消利解酒

对于解酒，尤在泾提倡使用汗法或利小便法，上下分消湿热之气。利小便法，可用茅根绞汁，或用生葛汁，或干葛煎服。汗法可用葛花解醒汤（青皮、木香、橘红、人参、猪苓、茯苓、神曲、泽泻、干姜、白术、白蔻仁、砂仁、葛花），适用于呕逆心烦，胸满不食，小便不利者。

6. 痢疾

（1）治病求本证各异

尤在泾尊古而不囿古。如以前医家认为大肠里急后重，若为邪坠所引起，其重至圊后不减；若为虚滑不收，其重至圊后随减。尤在泾的观点与之相反，认为邪坠之重圊后当减，虚滑之重圊后不减。

尤在泾治疗痢疾，提出需以脉症互参，辨脏腑之寒热虚实，热痢清之，寒痢温之，实痢通之，久痢补之，大致可分为：食寒冷者，宜温热以消导；伤湿热者，宜苦寒以内疏；风邪内陷者宜升举；湿气内盛者宜分利；里急者宜用下法；后重者宜调畅气机；腹痛者宜用和法；洞泄肠鸣无力，不及拈衣，脉细微而弱者，宜温收；脓血稠黏，数至圊而不能便，脉洪大而有力者，宜寒下。

尤在泾依据《素问·阴阳应象大论》"其高者，因而越之，其下者，引而竭之"，认为病性不同，祛邪之法各异。如在表者宜发越，在里者宜下之，在上者宜涌吐，在下者宜竭之，身表热者宜内疏，小便涩者宜分利，盛者和之，去者送之，过者止之。

（2）治痢七法证相宜

尤在泾归纳了治疗痢疾常用的 7 类方剂。

①寒下剂：可选用洁古大黄汤（大黄、好酒）、韩悉黄汤（川黄连、广木香、大黄）。

②和利剂：可选用芍药汤（芍药、当归、黄连、黄芩、大黄、桂枝、甘草、槟榔、木香）、《先醒斋》滞下丸（川黄连、滑石、白芍、甘草、槟榔、枳壳、木香）、当归导气汤（当归、芍药、生地黄、甘草、槟榔、木香、青皮、槐花、泽泻）。若治血痢及产后腹痛自利，用丹溪青六丸（六一散、红曲）。

③疏解剂：若下利发热脉浮者，用《活人》败毒散（人参、川芎、羌活、独活、前胡、茯苓、枳壳、桔梗、炙甘草、柴胡、陈仓米），也可选用藿香正气散、香薷饮。

④温通剂：可选用黑丸子（乌梅肉、杏仁、巴霜、百草霜）、感应丸；若见痢色白，食不消者，用豉、薤白。

⑤温补剂：可选用理中汤（人参、白术、炮姜、炙甘草）、真人养脏汤（人参、白术、白芍、木香、甘草、肉桂、肉豆蔻、御米壳、诃子肉）。

⑥冷涩剂：对于伤寒八九日，至十余日，患者大烦渴作热，三焦有疮䘌下利，或张口吐舌，目烂口疮，不识人者，用《外台秘要》方热毒止痢（龙骨半斤，水一斗，煮四升，沉之井底，冷服五合，渐渐进之）。对于热病下利欲死者，用《肘后方》（龙骨半斤，研，水一斗，煮取五升，候极冷稍饮，得汗即愈效）。两方均用龙骨一味水煎冷服，取其涩气固脱之效。

⑦和养剂：对于一切下痢，无问冷热，可选用驻车丸（阿胶、当归、川黄连、炮干姜）。

7. 梦遗

（1）审病求因应有别

关于梦遗滑精的论治，尤在泾认为，此病"皆属火"，但病位有着在心、在肾和在脾胃之别。

少年伶俐之人病位多在心。虽然精之藏贮在肾，但是精之主宰则在心。少年伶俐之人多有此病，而田野鲁夫无患此疾，因为年少心有所动，"动于心者，神摇于上，则精遗于下也"。因此不必治肾，但清心则梦自已。

壮年气盛则病位多在肝肾，"动于肾者，壮年气盛，久节淫欲，经络壅热，精乃不固，《经》所谓阳强不能密，阴气乃绝是也"。壮年患此疾，病位或在肝，或在肾，二脏皆藏相火，但因分别对待。

尤在泾受到南宋医家杨士瀛的启发，认为还有一种情况是因为摄入"醇酒厚味过多"，导致"脾胃湿热下流，肾经精气不清而遗"，常见症状如"又有脾精不禁，小便漏浊，手足乏力，腰背酸痛"（《仁斋直指方论》），治疗当用苍术等收敛脾精。

尤在泾还论述了赤白浊一病，认为其病机有二：一是湿热下流所导致，病从脾而及肾。正如朱丹溪所说："大率多是湿痰流注。"另者是因肾虚所导致。

（2）同病异治立三法

在梦遗精滑的治疗上，尤在泾提出清心、秘固精气和清热燥湿三大法则。

①清心：可选用安神丸（生地黄、朱砂、当归、甘草、黄连）。壮年梦遗白浊，与涩精药益甚，用导赤散（生地黄、木通、甘草、竹叶）。治思想太过，梦泄，夜卧心悸，用茯神汤（茯神、远志、石菖蒲、茯苓、枣仁、人参、当归、甘草、黄连、生地黄）。治心热梦遗赤浊，用莲子六一汤（石莲肉、甘草、灯心草）；还可用王荆公妙香散（人参、益智仁、龙骨、白茯苓、茯神、远志、朱砂、甘草）安神闭精，定心气；以及真珠丸（真珠、牡蛎）、《正传》珍珠粉丸（黄柏、真蛤粉、珍珠）。治心虚梦泄，宜《正传》定志珍珠丸（蛤粉、黄柏、人参、白茯苓、远志、石菖蒲、青黛、椿根白皮）。治年壮气盛，久节淫欲，经络壅热梦漏，心忪恍惚，宜《普济本事方》清心丸（麦冬汤送服黄柏、生脑子）。

②秘固精气：可选用葛元真人百补交精丸（熟地黄、五味子、山药、牛膝、肉苁蓉、杜仲、泽泻、山茱萸、茯神、远志、巴戟肉、柏子仁、赤石脂）、固真散（白龙骨、韭子）；治玉门不闭，遗精日久，如水之漏，不能关束者，用玉锁丹（文蛤、白茯苓、白龙骨）。

③清燥湿热：可选用神芎丸（大黄、黄芩、黑丑、滑石、黄连、川芎、薄荷叶）。若治年壮气盛，湿热郁滞梦遗，小便频数者，用猪苓丸（半夏、猪苓）。治梦遗泄精，进饮食，健肢体，用经验猪肚丸（白术、苦参、牡蛎、雄猪肚），或用《太平惠民和剂局方》威喜丸（白茯苓、黄蜡，忌米醋及怒气动性），或三仙丸（益智仁、乌梅、山药），或苍术丸（茅术、舶山茴香、川乌、补骨脂、川楝子、白茯苓、龙骨、砂仁）。若有热者，宜封髓丹。

（3）医案集锦

案例1

一中年梦遗，与涩药勿效。改与神芎丸下之，后与猪苓丸，遂愈。（《金匮翼·梦遗》）

案例2

遗精无梦，小劳即发，饥不能食，食多即胀，面白唇热，小便黄赤。此脾家湿热，流入肾中为遗滑，不当徒用补涩之药，恐积热日增，致滋他疾。尤在泾认为此等证，早服补涩，每多愈服愈甚者。处方：草薢、砂仁、茯苓、牡蛎、白术、黄柏、炙甘草、山药、生地、猪苓。再诊：服药后遗滑已止，唇热不除，脾家尚有余热故也。前方去砂仁、黄柏，加川黄连、苦参。（《静香楼医案·遗精门》）

案例3

少阴为三阴之枢，内司启闭，虚则失其常矣。法宜填补少阴；或通或塞，皆非其治。处方：六味丸去泻，加菟丝子、沙苑、杞子。此补肾之剂，可以常服无弊。（《静香楼医案·遗精门》）

案例4

阴亏阳动，内热梦泄。他认为此案六味合封髓法也，亦妥帖易施。处方：六味丸，加黄柏、砂仁。（《静香楼医案·遗精门》）

案例5

遗精伤肾，气不收摄，入夜卧著，气冲上膈，腹胀呼吸不通，竟夕危坐，足跗浮肿清冷，小便渐少。此本实先拨，枝将败矣，难治之证也。处方：都气丸，加牛膝、肉桂。此阴阳两损，气不摄纳之重证，舍此竟无良法，然亦未能必效也。（《静香楼医案·遗精门》）

按语：上述五案，亦虚亦实。前两案均为脾家湿热之证，治以神芎丸等清利湿热；后三案为虚中有实，均以六味地黄丸为主方，或加黄柏、砂仁泻相火，或加牛膝、肉桂引火归原。总之，对于遗精一证，不可一味补益，应首辨病因，从心、肝肾、脾胃中求。

（二）以证类方

1. 肺病证

（1）咳嗽（附：失音）

①治咳首辨外感内伤：对于咳嗽的病因，尤在泾基于《内经》理论，认为或因外感或因内伤引起，或两者兼而有之。其云："《经》言五脏六腑皆令人咳。盖有自外而入者，风寒暑湿燥火是也；有自内而发者，七情饥饱劳伤是也。风寒诸气，先自皮毛而入，皮毛者肺之合，皮毛受邪，内从其所合则咳者，自外而入者也。七情饥饱，内有所伤，则邪上逆，肺为气出入之道，故五脏之邪，上触于肺亦咳，此自内而发者也。"（《金匮翼·咳嗽》）就病情而言，外感咳嗽为轻，内伤咳嗽为重，因"诸气所感，有不为嗽者，病邪特甚，径伤脏腑，不留于皮毛。七情所伤，亦有不为嗽者，病邪尚浅，止留本脏，未即上攻。所以伤寒以嗽为轻，而杂病以嗽为重也"（《金匮翼·咳嗽》）。因外感而引起者有冷嗽、热嗽，郁热嗽为外感同时兼有内伤之病，而因食积、肺燥、虚寒和肾虚气逆引起者，则属于内伤咳嗽的范畴。

②外感咳嗽祛邪为务：尤在泾认为，治嗽最要分别肺之虚实、痰之滑涩、邪之冷热，以及他脏有无侵凌之气、六腑有无积滞之物，同时强调，外感咳嗽重在祛邪。

冷嗽：冷嗽因身受寒气，口饮寒浆引起，其症见呼吸不利，呕吐冷沫，胸中急痛，恶寒声嘶，得温则减，得寒益甚者，治宜散寒蠲饮，用仲景小青龙汤（麻黄、芍药、干姜、炙甘草、细辛、桂枝、五味子、半夏），或三拗汤（麻黄、杏仁、甘草）、小投杯汤（即三拗汤加桂枝，出自《外台秘要》）、加减麻黄汤（麻黄、桂枝、炙甘草、陈皮、半夏、杏仁）。

热嗽：热嗽病情有新久之异。新病时热伤肺，症见恶热、气促、口渴、胸膈不利、咽喉肿痛、脉数，治宜宣泄肺热，用六味竹叶石膏汤（石膏、淡竹叶、桔梗、薄荷叶、木通、甘草），或用诸药不效者方（人参、石膏、甘草、半夏、麦冬、知母、五味子、杏仁、枇杷叶）。

久病多因风寒不解，久而化火，肺受火邪，气从火化，有升无降，其症见咳唾痰浊、烦热口渴，或吐脓血，甚者身热不已，则成肺痿，治宜清肺滋阴，用紫菀丸（枇杷叶、木通、款冬花、紫菀、杏仁、桑白皮、大黄）、定肺丸（款冬花、紫菀、知母、贝母、人参、炙甘草、桑白皮、马兜铃、御米壳、五味子、麦冬、百部、乌梅肉）；若见肺痿，吐血，年久劳嗽，喘急坐卧不安，宜以温补虚损之阴，以酸收散亡之阳，用《和剂》人参清肺汤（人参、炙甘草、阿胶、杏仁、桑皮、知母、御米壳、乌梅、地骨皮）；若虚劳热嗽，咯血唾血者用元霜膏（乌梅汁、梨汁、柿霜、白砂糖、白蜜、萝卜汁、生姜汁、赤茯苓、款冬花、紫菀）、《直指》人参紫菀散（人参、五味子、紫菀茸、陈皮、贝母、紫苏叶、桑白皮、白茯苓、杏仁、甘草、川芎、半夏曲、阿胶）。

郁热咳嗽，因肺先有热，而寒复客之，热为寒郁，肺不得通，则喘咳暴作。其症见恶寒、时有热、口中干、咽中痛，或失音不出，治宜辛凉或只用辛散，切忌苦寒直折，用《本事》利膈汤（鸡苏叶、荆芥、桔梗、牛蒡子、甘草、僵蚕、玄参）。

③内伤咳嗽治病求本：虚者以人参、黄芪之属补之，气充则脏自固。实者以葶苈子、杏仁之属泻之，邪去则肺自宁。痰滑者，南星、半夏之属燥其湿。痰涩者，瓜蒌、杏仁之属润其燥。寒者，干姜、细辛温之。热者，黄芩、栀子清之。气侵者，五味、芍药收其气，使不受邪也。积滞者，枳实、瓜蒌逐其客，使无来犯也。

饮气咳嗽：饮气咳嗽，因所饮之物停留在胸，水气上冲入肺而成，其症见喘咳上气、胸膈注闷、难于偃卧。根据痰饮的寒热性质，其证有二：凡咳而面赤，胸腹胁常热，唯手足乍有凉时，其脉洪者，为热痰在胸膈，宜寒润清膈之剂下之，用玉液丸（寒水石、半夏、白矾）；若妇人形瘦，有时夜热痰嗽，月经不调者，用香附、瓜蒌、青黛，噙化为丸。若见面白悲嚏，胁急胀痛，脉沉细弦迟者，则为寒痰在胸膜，治以辛热去之，用深师白前汤（白前、半夏、紫菀、大戟）、芫花散（芫花、干姜、白蜜）、葶苈大枣泻肺汤；年久肺气咳嗽喘逆，上盛下虚，痰涎壅盛，胸膈噎塞者，苏子降气汤（紫苏子、半夏、前胡、炙甘草、厚朴、陈皮、当归、沉香）。

食积咳嗽：食积咳嗽，因谷肉过多，停凝不化，转为败浊，随呼吸之气上溢入肺而引起，治宜化痰消积，用瓜蒌丸（瓜蒌仁、半夏、山楂、神曲）；又方治食积痰嗽发热，二陈加瓜蒌、莱菔子、山楂、枳实、神曲。

肺燥咳嗽：肺燥咳嗽，因肺虚液少而燥气乘之，其症状为咳甚而少涎沫、咽喉干、气哽不利，宜辛甘润肺，用延年天门冬煎（生天冬煎汁、生地黄汁、橘皮、炙甘草、人参、白蜜、牛酥、白糖、杏仁、贝母、紫菀、通草、百部、白前、生姜汁）、杏仁煎（杏仁、白糖酥、生姜汁、蜜贝母、苏子）、《千金》豕膏丸（发灰、杏仁），或用上清丸（白砂糖、薄荷叶、柿霜、硼砂、寒水石、乌梅肉、片脑）清声润肺，止咳嗽，爽气定神。

虚寒咳嗽：虚寒咳嗽，因上中二焦阳气不足而寒动于中，或初虽起于火热，因过服寒凉消克，以致脾土受伤而肺益失养，症见脉微气少、饮食不入，急宜温养脾肺为主，用加味理中汤（人参、白术、干姜、炙甘草、橘红、茯苓、半夏、细辛、五味）、《直指方》理中丸加阿胶、五味；若治肺虚实嗽喘急，无热症者，用《济生》紫菀汤（紫菀茸、干姜、黄芪、人参、五味子、钟乳石、杏仁、炙甘草）。

肾虚气逆咳嗽：肾虚气逆咳嗽，因肾中阴火上炎入肺，或肾中阴水随经入肺，或水饮与里寒合而作嗽，症见咳嗽、烦冤、呕、上气、喘或腹痛下利，证属阴火上炎可用六味、都气之属引而下之，阴水随经入肺可用《济生》肾气补而逐之，而对于水饮与里寒合而作嗽者则宜真武汤（白茯苓、白术、白芍、熟附子）加减治之。

（2）医案集锦

案例1

一妇人患肺热久嗽，身如炙，肌瘦，将成肺劳，以枇杷叶、木通、款冬花、紫菀、杏仁、桑白皮各等分，大黄减半，各如常制治讫，同为末，炼蜜丸如樱桃大，食后夜卧，各含化一丸，未终剂而愈。此泻肺中积热之剂。（《金匮翼·咳嗽》）

案例2

风热不解，袭入肺中，为咳为喘，日晡发热，食少体倦，渐成虚损，此虚中夹实，颇难调治。勉拟钱氏阿胶散，冀其肺宁喘平，方可再商他治。处方：阿胶、茯苓、马兜铃、薏米、杏仁、炙甘草、糯米、芡实。再诊：青蒿、牡丹皮、鳖甲、茯苓、石斛、甘草、归身、广皮、白芍。（《静香楼医案·咳喘门》）

案例3

体虚邪滞，肺络不清，脉弦而细，幸不数耳。此证养肺不留邪，疏风不碍虚，用补肺阿胶法而剪裁之便可。处方：沙参、桑叶、杏仁、茯苓、马兜铃、贝母、甘草、粳米。（《静香楼医案·咳喘门》）

案例4

肺阴不足，肺热有余，咳则涕出，肌体恶风。此热从窍泄，而气不外护也。此等证为虚实错杂，他脏虽有病，宜先治肺。处方：阿胶、贝母、沙参、马兜铃、杏仁、茯苓、炙甘草、糯米。（《静香楼医案·咳喘门》）

案例 5

咳甚于夜间，肌热于午后，此阴亏也。浊痰咳唾，鼻流清涕，是肺热也。病本如是，奏功岂易，拟甘咸润燥法。处方：阿胶、燕窝、沙参、海浮石、瓜蒌霜、川贝、杏仁、甘草。(《静香楼医案·咳喘门》)

案例 6

风伤于上，湿伤于下，上为咳嗽痰多，下为跗肿酸痛，宜先治上，而后治下。处方：薄荷、杏仁、桔梗、旋覆花、甘草、象贝、连翘、前胡。(《静香楼医案·咳喘门》)

案例 7

内热与外热相合，肺胃受之，则咳而不能食，头胀肌热心烦。此外感温燥之咳，宜专用清泄清上中二焦。处方：竹叶、芦根、花粉、杏仁、贝母、知母、桔梗、橘红。(《静香楼医案·咳喘门》)

案例 8

孙兆治一人吐痰，顷间已升余，咳不已，面色郁暗，精神不快。兆告曰：肺中有痰，胸膈不利，当服仲景葶苈大枣汤，一服讫，已觉胸中快利，略无痰唾矣。《外台秘要》用葶苈、杏仁各一升，大枣六十枚，合捣如膏，加蜜作丸梧子大，桑白皮饮下六七十丸，以大便通利为度。《普济本事方》枣膏丸，无杏仁，有陈皮、苦桔梗，枣肉丸梧子大，每服五七丸，饮下。许叔微云：余常患停饮，久渍肺经，食已必嚏，渐喘，觉肺系急，服此良验。(《金匮翼·咳嗽》，尤在泾引孙兆治咳嗽案)

案例 9

一人痰嗽，胁下痛，以白芥子、瓜蒌、桔梗、连翘、风化硝、竹沥、姜汁加蜜丸嚼化，茶清下。(《金匮翼·咳嗽》)

案例 10

痰热久嗽，气急胸满，知母、杏仁、莱菔子、贝母各二钱，生姜一斤，

水煎服。(《金匮翼·咳嗽》)

案例 11

久嗽脉不数，口不干，未必即成损证。此为饮寒伤肺，郁伏不达而至。处方：厚朴、煨姜、桑皮、杏仁、广皮、甘草、半夏。(《静香楼医案·咳喘门》)

案例 12

干咳无痰，是肝气冲肺，非肺本病。仍宜治肝，兼滋肺气可也。处方：黄连、白芍、乌梅、甘草、归身、牡蛎、茯苓。(《静香楼医案·咳喘门》)

按语：方中少润肺之品，拟加北沙参、桑白皮。再肝之犯肺，必夹木火，栀、丹亦应用之药，可选用加味逍遥散。

案例 13

咳而衄。阴不足，火内动也。恶心不食，应先治胃。既有火动而衄见证，宜兼清降。处方：竹茹、粳米、广皮、石斛、贝母、杏仁。(《静香楼医案·咳喘门》)

案例 14

兹喘咳已久，而大便易溏，能食难运，殊非所宜。诊得脉象与前无异，但能节饮食、慎寒暖，犹可无虞。处方：沙参、贝母、炙甘草、杏仁、苡仁、橘红、枇杷叶。又丸方：六味丸加五味子、肉桂。(《静香楼医案·咳喘门》)

案例 15

咳嗽，食后则减。此中气虚馁所致。治宜培中下气法。方即麦门冬汤加枇杷叶。处方：人参、半夏、粳米、南枣、麦冬、炙甘草、枇杷叶。(《静香楼医案·咳喘门》)

案例 16

久嗽便溏，脉虚而数。脾肺俱病，培补中气为要。恐后泄不食，则瘦削日增也。此证中气虚寒，无咽干溺涩等虚热亢炎之证，故用药稍可着力

耳。处方：人参、白芍、扁豆、薏仁、广皮、茯苓、炙甘草、山药（蜜炙）、炮姜炭。(《静香楼医案·咳喘门》)

案例 17

久咳，便溏腹满。时邪便溏，邪得下行，即是去路。本病便溏，则中气先伤。脾肺同病，已属难治。况脉数口干潮热，肝肾之阴，亦不足耶。处方：白芍、薏仁、茯苓、莲肉、炙甘草、广皮、扁豆。(《静香楼医案·咳喘门》)

按语：病重药轻，恐难奏效。且于肝肾，亦未顾到。拟加用水泛六味丸一两，绢包入煎。煎丸并进，此法极妙。

案例 18

咳而吐沫，食少恶心，动作多喘，中气伤矣。此胃虚咳嗽也，非清肺治咳所能愈也，方宗《金匮》大半夏、麦门冬两汤之意。处方：人参、半夏、麦冬、炙甘草、茯苓、粳米、大枣。(《静香楼医案·咳喘门》)

案例 19

阴虚于下，阳浮于上。咳呛火升，甚于暮夜。治肺无益，法当补肾。处方：熟地、杞子、天冬、白芍、茯苓、山药、牡丹皮、龟板。(《静香楼医案·咳喘门》)

案例 20

脉细数促，是肝肾精血内耗，咳嗽必吐呕清涎浊沫。此冲脉气逆，自下及上，气不收纳，喘而汗出，根本先拔，药难奏功。此下虚上实之候，斯时喘汗为急，急者先治，故立方如是。若待其脱象已定，仍需兼平痰火。医若见血为热，见嗽治肺，是速其凶矣。处方：人参（秋石制）、熟地、五味子、紫衣胡桃。(《静香楼医案·咳喘门》)

案例 21

脉虚数，颧红声低，咳甚吐食，晡时热升，多烦躁。此肝肾阴亏，阳浮于上，精液变化痰沫。病已三年，是为内损，非消痰治嗽可愈。固摄下焦，必须绝欲。以饮食如故，经年可望其愈。惟所恃者，在乎饮食如故，盖人以胃气为本也。风消息贲，想亦未见。处方：都气丸加女贞子、枸杞、天冬。(《静香楼医案·咳喘门》)

案例 22

脉微小，形寒，久嗽失音。是气馁阳损，议固胃阳，取甘温之属。此必有寒饮内闭，故以蜜炙生姜为主药。处方：蜜炙生姜、炙甘草、白芍、黄芪、大枣。(《静香楼医案·咳喘门》)

按语：由上可知，尤在泾在临床上辨治咳嗽独具特色，可以总结为以下两点。

其一，温法。此法适用于中阳亏虚，痰饮犯肺；或肾阳不足，摄纳无权，肝肾之气上逆冲肺，或肾中阴水聚而不散之证。《金匮要略·痰饮咳嗽病脉证并治第十二》曰："病痰饮者，当以温药和之。"对于因中阳不足而导致水饮停聚，痰凝胸膈之间，出现喘咳上气、胸膈满闷、难于偃卧、面白悲嚏、形寒怕冷、气短的虚实夹杂之证，尤氏治以辛酸温法，以茯苓、干姜、半夏温化水饮，杏仁辛苦宣肺，五味子、白芍收敛肺气，桂枝配伍甘草辛温培中，配伍茯苓平冲降气，方寓苓甘五味加姜辛半夏杏仁汤、桂枝汤之意，共奏温化水饮、培土生金之功。对于形寒、脉微小的久嗽失音，尤在泾认为是由气馁阳损所导致，主张以甘温之法培补中焦阳气，方用黄芪建中汤，生姜更以蜜炙，所谓"急者缓之必以甘，不足者补之必以温，而冲虚空则黄芪又有专长也"(《金匮要略心典·血痹虚劳病脉证并治》)。

若肾中命火亏虚，摄纳无权，肝肾之气上逆则见喘咳，胸满上气，口干，脉两寸浮大、关尺沉小，肾中阴水聚而不散则出现足冷不温，喘咳多痰，浮肿，此证"下气上逆，病在根本"，尤在泾用金匮肾气丸温补肾阳、纳气平冲利水，酌加牛膝、车前子、五味子等药，用盐花汤送服，方兼都气丸和济生肾气丸之意，补而逐之，治病求本。

其二，润法。肺为清脏，喜润恶燥，若温邪化燥，灼伤肺阴；或肺虚阴涸，燥火伤津，甚至结而成痰，胶固黏稠；或燥火劫伤肺胃津液；或肝血燥，肝气上逆犯肺；或肾阴亏虚，阴火上炎入肺者，尤在泾皆用清润滋养之法，选用辛甘凉润方、甘平补肺方、甘缓益胃方、甘咸润燥方、酸甘柔肝方或甘寒滋水方来治疗。

辛甘凉润法：对于温邪化燥，灼伤肺阴，体虚邪恋，肺络不清，出现咳嗽不爽、喉痒咽干，甚则痰中偶带血点，脉弦而细者，尤在泾治以辛甘凉润法，用叶天士桑叶贝母方加减。桑叶轻清宣肺，贝母、杏仁、马兜铃润肺化痰止咳，沙参养阴，茯苓、甘草、粳米培补中宫。全方清宣温燥，养阴而不滋腻，化痰而不伤津，邪去正复则咳嗽可止。

甘平补肺法：风热不解，侵入肺中，或肺阴不足，肺热有余，见咳则涕出，机体恶风，日晡潮热，食少体倦，甚者日久渐成虚损者，为正虚兼感外邪的虚实错杂证，辛散尤恐损肺，滋阴又虑恋邪，尤氏认为此证"颇难调治"，应治以甘平补肺法，方选钱氏阿胶补肺汤加减。阿胶甘平安肺润肺，其性平和，为肺家要药，贝母、马兜铃微苦微寒清肺止咳，杏仁降气平喘止咳，沙参、薏苡仁、糯米、茯苓、甘草养胃生金。尤在泾认为"冀其肺宁喘平，方可再商他治"。

甘缓益胃法：胃属土，肺属金，土能生金，若胃气虚弱，土不生津，津液不能上布养肺，或燥火劫伤肺胃津液者，可见咳而吐沫，食少恶心，动作多喘，咳嗽食后则减。尤氏认为此证"非清肺止咳所能愈也"，而"肺病以中气健旺，能食便坚为佳"，应以甘缓益胃法养胃阴、生肺金，方选《金匮》麦门冬汤加减。方中人参、麦冬、粳米、甘草、大枣味甘补气养胃、生津润燥，辛味半夏配伍淡味茯苓能布津润肺，又能化饮止咳。全方培土下气，此乃尤在泾论病推重脾胃，认为"土具冲和之德而为生物之本"的具体体现。

甘咸润燥法：肺虚阴涸，燥火伤津，甚至结而成痰，胶固黏稠，症见咳嗽入夜加重，午后潮热，咳唾浊痰，痰少而干黏。此证颇为棘手，"奏功不易"。若养阴太过则易滋腻生痰，若理气化痰则易化燥伤阴。权衡利弊，尤在泾治以"甘咸润燥法"，药用阿胶、燕窝、沙参滋阴润燥，海浮石咸寒清肺软坚、润燥化痰、瓜蒌、贝母清热化痰，杏仁、甘草降气润肺止咳。全方养阴而不滋腻，化痰而不伤阴。

酸甘柔肝法：肝脏体阴而用阳，肝木刚强之性，非借阴血濡养潜涵，则暴戾恣睢，一发不可制，肝气上逆或横乘脾土，或上侮肺金，或化燥化火，出现干咳无痰、胁痛潮热、女子月事不来等症。该证以肝脏阴血亏损为本，肝气上逆犯肺为标，尤在泾认为"非肺本病，仍以治肝"，治以酸甘柔肝法。

尤在泾理宗《金匮要略·脏腑经络先后病脉证第一》"夫肝之病，补用酸，助用焦苦，益用甘味之药调之"，但又不落前人窠臼而有所创见。他认为此法只适用于肝虚证，即"肝虚则用此法，实则不再用之"。"补用酸"，为补益肝脏本体阴血（《内经》以辛补者助肝气之用，二者言虽异而理各当）。"助用焦苦"，以焦苦入心，可助益心火，心旺则能感气于肝（《千金要方·卷十一·肝脏》）。另外，肝脏本虚会导致心火过旺，"子盗母气"之后极易灼伤肝阴，焦苦之品能清泻心火，助肝阴恢复。"益用甘味之药调之"，酸甘化阴，滋养肝脾真阴而柔肝木桀骜之威，勿使其横乘脾土，此则《难经·十四难》"损其肝者，缓其中"之义。

针对本证，尤在泾药用黄连清泻心肝之火，白芍、乌梅滋养肝阴，当归、牡蛎平补肝血，四药直补肝脏本体而收摄上逆之气，茯苓、甘草味甘，配伍白芍、乌梅柔肝缓中。全方仿《金匮》乌梅丸之意，"滋之调之"，肝血得养，肝气可摄，"血液通行则干咳自愈"（《金匮翼·卷七·咳嗽》）。

甘寒滋水法：肾阴亏虚，肾中虚火上炎入肺，出现呛咳，暮夜加重，颧红声低，日晡潮热，烦躁，脉虚数。此证为"肝肾阴亏，阳浮于上"所致，尤在泾认为"治肺无益，法当补肾"，治以甘寒滋水法，选用六味地黄丸，每酌加天冬、白芍、枸杞子、五味子、女贞子等滋阴之品，或以牡蛎、龟板等咸寒之物潜降浮阳。尤在泾谆谆告诫，此类病患摄生当"必须绝欲"以"固摄下焦"，不然日久易变为"内损"之证。

附：失音

咳而失音一证，有新久虚实之异。新病者多实，痰火闭郁，所谓金实不鸣也。久病者多虚，肺损气脱，所谓金破亦不鸣也。亦有肺已虚损而风寒未尽，或痰火闭塞者，则攻补俱碍，其治尤难也。

金实不鸣者易治，宜逐邪蠲饮。治盛寒失音不语，咽喉痒痛方（桂心、杏仁），对于寒包其热声哑，宜细辛、半夏、生姜之属，辛以散之。若痰热壅于肺者，金空则鸣，必清肺中邪滞，用清咽宁肺汤（桔梗、炒栀子、黄芩、桑皮、甘草、前胡、知母、贝母）主之。

金破不鸣者难治，宜补肺养气，治久嗽语声不出，用诃子饮（诃子肉、杏仁、通草）；治嗽失音不出，用杏仁煎（杏仁、生姜汁、蜜、木通、桑白皮、贝母、紫菀、五味）。对于虚实夹杂者，见肺已虚而风寒未尽，喘满烦闷，痰涎壅盛，鼻塞流涕，咽喉不利，用《太平惠民和剂局方》款冬花散（杏仁、阿胶、麻黄、半夏、款冬花、桑叶、知母、贝母）。

尤在泾对该病的临床辨治，可从以下两个医案中略见一二。

案例 1

咽痛声哑，有肺损肺闭之分，所谓金破不鸣、金实亦不鸣也。此证从外感风热而来，乃暴病，属肺闭，此故虚实兼治，润肺散邪以清金，金虚则鸣矣，温补非宜。所虑者，邪不外达而内并耳。果以风热内闭，宜麻杏

甘石汤以清疏之。处方：阿胶、杏仁、桔梗、贝母、牛蒡、玄参、甘草、粳米、马兜铃。(《静香楼医案·咳喘门》)

案例 2

用复脉甘润法。呛止音出，得益水濡润之力也。无如胃弱便溏，此药不宜再用。仿《金匮》麦门冬汤义，取养土之阴，以生肺金。处方：麦门冬汤。(《静香楼医案·咳喘门》)

2. 喘证

（1）邪正虚实需明辨

尤在泾认为，喘证的病位在肺，还需分清邪正的虚实和是否夹邪。咳嗽气急，喉声如鼾者为虚，治疗应以扶正固本为主。喉中如水鸡声者为实，治疗应以祛邪为要务，邪去则正安。虚实夹杂者应标本兼顾。

喘证属实，可因痰实肺闭、水气乘肺、寒邪入肺、令火烁金或血积肝伤等所引起。痰实肺闭者，症见气不得宣，呼吸壅滞，喘急烦闷，胸膈痞痛彻背，宜清热化痰，可用《济生》瓜蒌实丸（瓜蒌实、枳实、桔梗、半夏）、《元戎》葶苈大枣汤（葶苈、大枣、麻黄、五味子）。

水气乘肺者，症见不得卧，卧则喘，宜温中化饮，可用《直指》神秘汤（人参、陈皮、桔梗、紫苏、半夏、桑皮、槟榔、炙甘草、五味子），或《济生》肾气丸温肾行水。寒邪入肺者，症见皮肤痛，寒热，上气喘咳动肩背，关窍不通，呼吸不利，右寸沉而紧，或六部俱伏，宜辛温发散，用小青龙汤（麻黄、桂枝、芍药、细辛、甘草、干姜、半夏、五味子）、三拗汤；若兼火热者见烦躁，宜辛凉发散，用麻杏甘石汤。令火烁金者，症见热甚、烦渴、多汗，宜清宣肺热，用人参白虎汤（人参、石膏、知母、甘草、粳米）。血积肝伤者，血在胁下，症见喘逆，肝脉搏坚而长，色不青，当病坠若搏。

喘证属虚，多因肾虚气逆所导致，症见气吸不下，或气自小腹下起而上逆，但经微劳，或饥时即发，足冷面热，宜以六味之属壮水配火，或以八味之属导火归原，用安肾丸（肉桂、川乌头、桃仁、白蒺藜、巴戟天、山药、茯苓、肉苁蓉、石斛、萆薢、白术、补骨脂）；若肾虚冷惫，阴火上升，出现喘嗽、齿痛、腰痛，用小安肾丸（香附子、川乌头、川楝子、茴香、熟地黄、川椒）。

躺喘证属虚实夹杂。若积痰在肺，或肺有积热，外寒与内饮相搏，遇冷即发者，症见喘鸣迫塞，但坐不得卧。若是外感引发者，宜散邪为主，宜用越婢汤（麻黄、石膏、生姜、甘草、半夏、大枣）、小青龙汤泻肺蠲饮，或定喘汤（白果、麻黄、半夏、杏仁、苏子、桑皮、款冬花、黄芩、甘草）宣肺降气、清热化痰；若是阴火动肺及浊痰血凝者，治以收敛消瘀之剂；若肾气本虚者，症见喘不得卧，足冷如冰，未发作时以扶正气为主，宜选用八味肾气丸。

（2）医案集锦

案例 1

浮肿咳喘，颈项强大，饮不得下，溺不得出，此肺病痰气壅阻之证。不下行而反上逆，治节之权废矣。虽有良剂，恐难奏效，重用泻肺之剂。处方：葶苈大枣泻肺汤。（《静香楼医案·咳喘门》）

案例 2

脉寸关大而尺小，口干，上气不下，足冷不温。此阳气不潜。当用阴中阳药治之，兼肾气、都气两方之意。处方：六味丸加牛膝、车前、五味、肉桂。（《静香楼医案·咳喘门》）

案例 3

脉数减，咳亦缓，但浮气不得全归根本，当有腰酸精浊之证。上病下取，治病必求其本，宜补益下焦，以为吸受之地。处方：六味丸加五味子、菟丝子。又丸方：六味丸加五味子、杜仲、芡实、莲须、菟丝子、杞子、

蜜丸，每服五钱。(《静香楼医案·咳喘门》)

案例 4

喘足冷至膝，唇口干，鼻塞，脉虚小。下气上逆，病在根本。勿以结痰在项，而漫用清克也。处方：肾气丸三钱，盐花汤送下。(《静香楼医案·咳喘门》)

案例 5

久咳喘不得卧，颧赤足冷，胸满上气，饥不能食。此肺实于上，肾虚于下，脾困于中之候也。然而实不可攻，姑治其虚；中不可燥，姑温其下。且肾为胃关，火为土母，或有小补，未可知也。处方：金匮肾气丸。因肾气丸内有温中逐饮之义，拟再和旋覆代赭汤送下，则上中两层，亦可关会矣。(《静香楼医案·咳喘门》)

案例 6

两寸浮大，关尺沉小，气上而不下，喘咳多痰。肝肾之气，上冲于肺。宜以肾气丸，补而下之。处方：肾气丸。(《静香楼医案·咳喘门》)

案例 7

下虚上实，当治其下，勿清其上；真气归元，痰热自降。宜以十味肾气丸主之。(《静香楼医案·咳喘门》)

按语：从以上案例可知，尤在泾对喘病的论治重在肺、肾。上案多以虚证多见，治疗着眼于肾。因肺为气之主，肾为气之根，对于上实下虚，足冷面赤的喘病，尤在泾指出下气上逆，病在根本，当治其下，勿清其上，真气归元，则痰热自降，选用六味丸或肾气丸为主方，酌加五味子、牛膝、车前子、肉桂、菟丝子等药物治疗。而对于病位在肺的痰气壅阻证，则宜用葶苈大枣泻肺汤祛邪化痰。

3. 咽疾

尤在泾认为，咽喉疾病多为肿痛失音，或自觉咽喉有物，即《金匮要略》所谓"咽中如有炙脔"。咽喉重病者，咽喉肿塞痹痛，水浆不得入，称为喉痹。尤氏总结了上述咽喉疾病的治疗特点。

（1）论治咽痛，辨外感寒热

尤在泾将咽痛分为客热咽痛和客寒咽痛两大类。

①客热咽痛：多因风邪客于喉间，气郁成热作痛。或感冒后衣被过厚，或辛热即卧，遂成上壅，出现发热，咽喉痛；或自觉壅热而欲就寒凉，被外邪侵袭所致。治疗应用辛甘凉之剂除热散结，忌用酸寒，以防闭门留寇。若感冒后，顿厚衣被，咽痛不适者，宜甘桔汤（甘草、桔梗）；若见咽喉热痛肿塞者，用绛雪散（寒水石、硼砂、牙硝、朱砂、龙脑）；若为积热，口舌生疮，心烦喉闭者，用碧雪（芒硝、青黛、寒水石、石膏、朴硝、硝石、马牙硝）。此外，还可选用辛凉解散的牛蒡子汤（牛蒡子、玄参、犀角、升麻、黄芩、木通、桔梗、甘草），泄热解毒的《圣济》射干丸方（射干、香豉、杏仁、芍药、犀角、升麻、炙甘草），清散通利的清咽利膈散（薄荷、防风、玄参、甘草、桔梗、连翘、大黄、芒硝、牛蒡子、荆芥、片芩、栀子）、《千金》乌扇散（生乌扇、升麻、羚羊角、通草、芍药、蔷薇根、生地黄、猪脂、生艾叶）、元参散（玄参、升麻、射干、大黄、甘草）等进行治疗。

②客寒咽痛：多为寒气、痰涎凝结喉间，猝然如哑。治疗应用辛甘温药，切忌寒凉，以防郁邪不解。若见冷证无阳，咽痛喉闭，先发咽痛，次必下利者，用半夏桂甘汤（辣桂、甘草、半夏）；若阴寒为甚者，用《千金》母姜酒（母姜汁、酥、牛骨髓、桂心、秦椒、防风、芎䓖、独活）。

（2）兼顾他证，分虚实缓急

除了咽痛之外，尤在泾还论述了失音、咽喉妨闷、喉痹的病机与治疗。

①失音：尤在泾认为，失音需分辨虚实。实者壅遏不出，因风热痰涎壅闭咽门所导致，称为金实不鸣，治疗当清泻肺壅，用海藏发声散（瓜蒌、

白僵蚕、甘草）。虚者声音嘶破，因阴虚肺损所导致，称为金破不鸣，治疗当补益肺损，方选《宣明》诃子汤（诃子、桔梗、甘草）。

②咽喉妨闷：尤在泾认为，因肺胃壅滞，痰气相搏，结于喉间所导致。若痰气搏于咽喉，用厚朴汤（厚朴、赤茯苓、紫苏叶、半夏）；若喉间痰气结聚成核，久而不散者，用杏仁煎（杏仁、桑根白皮、贝母、酥、生姜汁、生地黄汁、大枣、紫菀、甘草、桔梗、五味子、地骨皮、赤茯苓、人参）；若咽痛生疮妨闷，用发声散（黄瓜蒌、桔梗、白僵蚕、甘草）；若喉痛生疮，声哑者，用通嗌散（白硼砂、孩儿茶、青黛、滑石、寒水石、蒲黄、马牙硝、枯白矾、黄连、黄柏、片脑）。

③喉痹：尤在泾认为此属急症，详细阐述了其病机、治疗和调护方法。其言本证多因脾肺不利，蕴积热毒，寒邪外束，热为寒闭，气不得通，结于喉间所致，症见发热恶寒，喘塞胀闷。在治疗上，尤在泾提倡急则救命、缓者求本。急救方法如针刺出血、搐鼻吐痰等，先治以发散，发散不愈，次取痰，取痰不愈，次取污血。外治可选用喉痹吹药（白矾末、巴豆）、玉锁匙（焰硝、硼砂、白僵蚕、龙脑）、搐鼻透关散（雄黄、猪牙皂角、藜芦）等直接作用于患处，缓解症状。

内服可选用以下方药：喉风肿痛，用冰梅丸（天南星、大半夏、白矾、白盐、防风、朴硝、桔梗、甘草、大梅实）。时行喉痛，用普济消毒饮。喉痹语声不出，用神效散（猪牙皂角、霜梅）。烂喉痧，用张瑞符方（西牛黄、冰片、真珠、人指甲、象牙屑、壁钱、青黛）。

除此以外，尤在泾还强调，治疗不可纯用凉药。否则，即便取效一时，旋即出现中寒复起，毒气乘虚入腹的危候，症见胸前高肿，上喘下泄，手足厥冷，爪甲青紫；若七日后全不食，口如鱼口者多预后不良。喉痹愈后，若寒凉太过，下元亏虚，症见虚喘，身不热者，当服黑锡丹、正元散等重镇温阳。

（3）医案集锦

案例 1

一人但饮食，若别有一咽喉，斜过膈下，经达左胁而作痞闷，以手按之，则辘辘有声，以控涎丹十粒服之，少时痞处热作一声，转泻下痰饮二升，再食正下而达胃矣。(《金匮翼·咽喉》)

案例 2

文潞公喉肿咽痛，喉科治之，三日愈甚。上召孙兆治之，孙曰：疾得相公书判笔一管，去笔头，沾水点药入喉，便愈。孙随便刺，相公昏仆不省人事，左右皆惊愕流汗。孙乃笑曰：非我不能救相公。须臾呕出脓血升余，旬日乃平复如故。尝治一男子喉痹，于太溪穴刺出黑血半盏而愈。由是言之，喉痹以恶血不散故也。(《金匮翼·咽喉》，尤在泾引孙兆治文潞公案)

案例 3

元公章少卿，述闻德府士人，携仆入京。其一患喉闭胀满，气喘塞不通，命在须臾。询诸郡人，云："惟马行街山水李家可看治。"即与之往。李骇曰："此症甚危，犹幸来此，不然死耳。"乃于笥中取一纸捻，用火点着半，烟起吹灭之，令仆张口，刺于喉间，俄吐出紫血半合，实时气宽能言，及啖粥，掺药敷之立愈。士人甚神其术。后还乡里，村落一医，偶传得此法，云：咽喉病发于六腑者，如引手可探及，刺破瘀血即已。若发于五脏，则受毒牢深，手法药力难到，惟用纸捻为第一。然不言所以用之之意。后有人抬得其残者，盖预以巴豆油涂纸，故施火即着，借其毒气，径赴病处以破其毒也。牙关紧闭者，以烟熏入鼻中，实时口鼻涎流，牙关自开。(《金匮翼·咽喉》，尤在泾引李氏治章少卿案)

案例 4

孙兆治潘元从急喉痹，以药半钱，吹入喉中，少顷吐出脓血立愈。潘谢曰：非明公不能救，赠金百两，愿求其方。孙曰：猪牙皂、白矾、黄连

等分，瓦上焙为末耳。既授方，不受所赠。(《金匮翼·咽喉》，尤在泾引孙兆治潘元从案》)

按语：上述医案所述喉病，或服药祛痰，或局部刺血而愈，临证应视病势缓急，内服外治，灵活变通。如案例2，尤在泾认为，针刺放血实为"发散"之法，"火郁则发之"，血出多则愈，此观点确实新颖。除了针刺放血之外，对于急喉风等急症，还可选用搐鼻吐痰、吹药外用等抢救方法，否则俄顷之间，死生立见，为医者不可不慎！

4. 心脑病证

(1) 心痛

①论病求机，细察脏腑病形：尤在泾根据心痛的病因，将其分为六大类：热厥心痛、心寒痛、心虚痛、气刺心痛、血瘀心痛及蛔咬心痛。心痛的病机大致可以分为两类，"不通则痛"和"不荣则痛"。心主诸阳，又主血。若外邪束表，阳气内郁者则为热痛；若阳气不及，寒气内盛者则为寒痛。若血凝滞不行则为瘀血痛；血因邪胜而虚者亦疼痛。尤在泾还认为，五脏六腑任督支脉，皆络于心，是以各脏腑经脉受邪，亦可导致心痛，但此类心痛必有各脏腑病形与之相应。如心痛引少腹，上下无定处，溲便难者，取足厥阴；心痛腹胀嗇然，大便不利，取足太阴；心痛短气，不足以息，取手太阴；心痛引背不得息，刺足少阴，不已，刺手少阳。

②辨治抓纲，分辨虚实寒热

热厥心痛：治疗应引热下行。症见身热足寒，烦躁而吐，脉浮大而洪者，方用金铃子散（川楝子、延胡索）、左金丸（川黄连、吴茱萸）。

心寒痛：治疗应用辛热之剂，佐以苦温，方用大建中汤（蜀椒、干姜、人参）、扶阳益胃汤（附子、干姜、草豆蔻、益智仁、官桂、白芍、甘草、人参、吴茱萸、陈皮、白术）。若见心痛彻背、寒冷者，可用《金匮》方（赤石脂、干姜、蜀椒、附子、乌头）。

心虚痛：治疗应用酸收之剂，勿食辛散之品。症见心气不足，时时疼痛，按之则止，虚烦少睡，夜多盗汗，方选《良方》妙香散（黄芪、山药、茯神、茯苓、远志、人参、桔梗、甘草、木香、辰砂、麝香）。

气刺心痛：治疗应用行气消滞之剂。症见心胸筑痛，两胁心胸有似针刺，六脉沉伏，按之手不可近者，用气针丸（木香、槟榔、青皮、陈皮、大黄、牵牛）。若为气刺攻痛，但忍气即发者，用乌附丸（天台乌药、白豆蔻、沉香、茯苓、香附、甘草）。若见气疰痛，用神保丸（全蝎、巴豆、木香、胡椒、朱砂），或一粒金丹（鸦片、阿魏、木香、沉香、牛黄）。

血瘀心痛：治疗应用活血化瘀之剂，可选用拈痛丸（五灵脂、蓬莪术、木香、当归）、手拈散（延胡索、五灵脂、草果、没药），或经验失笑散（五灵脂、蒲黄）。

蛔咬心痛：治疗应以驱虫为先。若症见大痛不可忍，或吐青黄绿水涎沫，或吐虫出，发有休止，用芜荑散（芜荑、雷丸、干漆）。若症见烦闷呕吐，时作时止，得食即呕，常自吐涎，用乌梅丸（乌梅、黄柏、细辛、肉桂、附子、人参、干姜、当归、蜀椒、黄连）。若见寸白虫，用化虫丸（黄丹、锡灰、定粉）。

③医案集锦

案例1

心膈痛，曾服香燥热药，复作复结，转深转痼，宜山栀炒黑二两，香附盐水浸炒一两，川芎一两，黄芩、黄连并酒炒，木香、槟榔各二钱五分，赤曲、番降香各五钱，芒硝二钱，为末，生姜汁、童子小便各半盏，调二钱，痛时服。(《金匮翼·心痛》)

案例2

罗谦甫治漕运使崔君长男云卿，年二十五，体态丰肥，奉养膏粱，时时有热证。友人劝进寒凉药，食寒物。至元庚辰秋发疟，医以砒霜等药治之，新汲水下，禁食热物。疟病未除，反添吐泻，脾胃复伤，中气愈虚，腹痛肠鸣，时复胃脘当心而痛，不任其苦，屡医未效，至冬不瘥。延至四月，劳役烦恼过度，前症大作，请余治之。诊得脉弦细而微，手足稍冷，面色青黄不泽，情思不乐，恶人烦扰，饮食减少，微饱则心下痞闷，呕吐酸水，每发作，冷汗时出，气促不安，须人额相抵而坐，少时易之。予扶阳益胃汤，三服大势去，痛减半。至秋先灸中脘三七壮，以助胃气，次灸气海百余壮，生发元气，滋荣百脉，以还少丹服之。喜饮食，添肌肉，皮肤润泽。明年春灸三里二七壮，乃胃之合穴，亦助胃气，引气下行，又以芳香助脾，服育气汤加白檀香平治之，戒以惩忿窒欲，慎言语，节饮食，一年而平复。（《金匮翼·心痛》，尤在泾引罗谦甫治崔云卿案）

案例 3

香山人，心痛，问之则服药已一月矣，向左卧则右痛，向右卧则左痛，仰卧则前，偃卧则痛在背，坐立则痛在上，无一刻少安。与以小建中汤重用饴糖、炙甘草，四剂而安。（《金匮翼·心痛》）

按语：尤在泾所论心痛，应包括心绞痛、心肌梗死、胃脘痛等现代疾病，但范围更广，临床表现应以心胸、胃脘部疼痛为主要症状，疼痛范围包括胸部到腹部的一类疾病，因此病位涉及心、肝、脾胃、三焦等。上述医案或清热理气，或扶阳建中，随症诊治，绝不仅仅限于活血化瘀一法。

（2）眩晕

①虚实内外，肝脾肾中求：尤在泾认为，眩晕为风病，但有虚实内外之别。实证为胸中蓄热、痰热相感而动风，其风自内生；虚证则为脏腑亏虚、气血不足、风邪入脑所致，入脑则转，而目系急，此为风从外入。

尤在泾认为，虚证眩晕病位虽在脑目，其辨治须重肝、脾、肾三脏。他根据《素问·五脏生成》中"头痛巅疾，下虚上实，过在足少阴、巨阳，甚则入肾。徇蒙招尤，目冥耳聋，下实上虚，过在足少阳、厥阴，甚则入肝"认为下虚者，肾虚也；上虚者，肝虚也，故有肝虚头痛、肾虚头晕之说。虽亦有肝病头痛者，要未有眩晕而不兼肝者也，故提出"大抵眩晕多从肝出"之说。

同时，脾胃虚损，清阳下陷，风痰上扰，可令头旋，此必兼恶心呕吐，当健脾化痰以祛风；亦有中气虚而肝气动，土薄则木摇，宜肝脾两治。脾肾衰败亦可致眩晕：肾阴虚则虚火上炎，目中时见火光；脾肾阳虚，则真阳不藏而乘清道上犯，此时当脾肾并举。《圣济总录》还提到阳气虚衰，不能上至于脑可致眩晕，胸膈之上，痰水结聚，复犯大寒，阴气上逆，风痰结聚，上冲于头，亦令头旋，治疗当用人参丸、祛痰丸之类。

②清热化痰，息风固本为要：尤在泾认为，眩晕虚证从肝、脾、肾论治，分肝厥头晕、风虚眩晕和下虚眩晕，治疗当以固本为要，配合疏风之剂，切忌用清法。实证眩晕，治疗应清火息风，切忌引热上行。

肝厥头晕：可选用钩藤散（钩藤、陈皮、半夏、麦冬、茯苓、茯神、人参、甘菊、防风、甘草、石膏）。

风虚眩晕：可选用川芎散（山萸肉、山药、人参、甘菊花、小川芎、茯神）；若症见头眩脑转，目系急，忽然倒仆者，用守中丸（人参、白术、甘菊、枸杞子、山药、白茯苓、麦冬、生地黄）；若风痰气发即头旋，呕吐不食，用防风饮子（防风、人参、橘皮、白术、茯苓、生姜）。

下虚眩晕：症见上盛下虚，头目眩晕，耳鸣耳聋者，用沉香磁石丸（沉香、青盐、蔓荆、甘菊、巴戟天、胡芦巴、山药、川椒、磁石、山萸肉、阳起石、附子）。实证眩晕，症见热毒风上冲，头目眩晕，耳内虚鸣者，用羚羊角汤（羚羊角、菊花、防风、藁本、玄参、黄芩、杏仁、石菖蒲、炙甘草）。

③医案集锦

案例 1

眩晕食少，尤在泾认为，脾失运而痰生，肝不柔而风动，当肝脾两治，以求渐愈，处方：白术、天麻、首乌、广皮、半夏、羚羊角、茯苓、钩藤。
(《静香楼医案·内风门》)

案例 2

肢麻头晕，此肝病也。便溏食减，脾亦病矣。宜节劳养气，毋致风动
为佳。处方：羚羊角、白术、刺蒺藜、茯苓、炙甘草、天麻、白芍、广皮。
(《静香楼医案·内风门》)

案例 3

肝属风木，性喜冲逆，若肝阴不足，则火动生风，其变动为振摇强直，
其治法宜柔木息风。处方：细生地、钩藤、归身、茯苓、阿胶、天麻、羚
羊角、山药、柏子仁、刺蒺藜。(《静香楼医案·内风门》)

案例 4

若见肝阴虚生火，又兼脾虚生痰，治宜清肝健脾，苟非过于阴亏者，
宜将生地易首乌，钩藤易木瓜，既能柔息肝阳，却无妨中之害；即方内之
竹沥、麻仁，总不利于脾病，想用之者，亦出于不得已耳。处方：半夏、
茯苓、广皮、钩藤、生地、竹沥、麻仁汁。再诊：胃疲食少，宜和养中
气。处方：人参、陈皮、生谷芽、石斛、茯苓、木瓜。(《静香楼医案·内
风门》)

案例 5

四肢禀气于脾胃，脾胃虚衰，无气以禀，土虚必木摇，则为振颤，故
头晕也。宜用培土御木法。处方：归芍六君子汤加黄芪、天麻。(《静香楼
医案·内风门》)

案例 6

针对阴虚夹痰的证治，如眩晕、呕恶、胸满、小便短而数、口中干，
尤氏认为此为水亏于下，风动于上，饮积于中，病非一端也。抑肝阳已经
化风，殆忌水亏饮积，故治呕恶不用川黄连。处方：羚羊角、细生地、钩

藤、天麻、茯苓、广皮、半夏、竹茹。再诊：前方去生地，加麦冬。三诊：人参、茯苓、麦冬、羚羊角、天麻、半夏、炙甘草、石斛、广皮。（《静香楼医案·内风门》）

案例7

若见木旺乘土，土气不宣，痰涎郁聚，传走经络，故头旋脚弱。处方：首乌、橘红、茯苓、薏仁、木瓜、钩藤、刺蒺藜、半夏、炙甘草。（《静香楼医案·内风门》）

按语： 尤在泾对眩晕的论治尤重肝，同时不忘顾护脾胃。对于虚证眩晕，可因脾虚生痰，引动肝风，治疗宜肝脾两治；亦可因肝阴不足，火动生风，宜平肝潜阳，若在此基础上有痰湿，则还需和养中气；木旺乘土所致头旋脚弱，尤氏认为，此似有虚象，实则未可徒补也，故当以平肝化痰、理气和胃为主。

（3）癫狂

①狂病多火而属阳：癫狂病名出自《内经》，并指出"诸燥狂热，皆属于火"。尤在泾认为"狂病多火而属阳"，认为其发病多因思郁恼怒不解，以致肝胆气逆，木火合邪，乘于心则为魂魄不收，乘于胃则暴横刚强，进而与痰、气等相郁结，扰乱心神，甚则神明逆乱，故以治火为先、镇心为要，同时察其甚而兼治之。

对于惊痫病，尤氏认为此病心虚胆怯，则触事易惊，又多兼气郁痰阻，若痰热搏结，又因惊恐、风、火触动则病痫。

在治疗之外，他认为该病的日常调护非常重要。对于服药后的饮食起居宜忌，如痰火之证服药后忌辛热动风之物，服用镇心安神之剂后令患者安卧，不可惊觉，待其自醒等。

②辨治以安神为要：狂病多实证火证，尤在泾认为，无形上怒之火宜抑之，以寒以抑热；有形内结之热宜下之。若痰火热盛，治以坠痰镇心安

神，可用生铁落饮（生铁落、石膏、龙齿、茯苓、防风、玄参、秦艽、竹沥），以寒抑热而坠痰镇心；若痰少热多，阳明内实者，用大承气汤；若治心风，狂言多惊，迷闷恍惚者，用镇心丸（人参、茯神、犀角、牛黄、铅粉、朱砂、龙齿、胆草、天竺黄、远志、生地黄、金箔、铁粉）；若痰热结在肝胆胞络之间，用礞石滚痰丸（青礞石、沉香、大黄、黄芩）；若见忽患癫狂不止，或风涎暴作，气塞倒仆者，用通涎散（瓜蒂）；若见伤寒潮热积热，结胸发黄，狂走燥热，大小便不通者，用妙香丸（巴豆、牛黄、腻粉、龙脑、麝香、辰砂、金箔）。

癫病、痫病、惊病多虚实夹杂，治疗或祛痰调气，或祛风清火，总以安神为要，可选用《普济本事方》宁志膏（人参、枣仁、辰砂、乳香）、茯苓丸（辰砂、石菖蒲、人参、远志、茯苓、茯神、铁粉、半夏曲、胆星），或安神丸（人参、茯苓、枣仁、当归、生地黄、黄连、橘红、南星、天竺黄、雄黄、牛黄、琥珀、真珠）镇心安神。

痫病见惊忧积气，心受风邪，发则牙关紧急，痰涎昏塞，醒则精神若痴者，用《普济本事方》惊气丸（附子、橘红、天麻、楠木香、僵蚕、白花蛇、麻黄、苏子、干蝎、南星、朱砂、龙脑、麝香）。

惊病见肝经因虚内受风邪，卧则魂散而不守，状若惊悸者，用《普济本事方》真珠丸（真珠、干地黄、当归、人参、枣仁、柏仁、犀角、茯神、沉香、龙齿）。若心虚胆怯，触事易惊，或梦寐不详，短气悸乏，或自汗，谵妄不寐，合目则惊者，用《三因极一病证方论》温胆汤（半夏、枳实、竹茹、橘红、炙甘草）。若夹虚者，用十味温胆汤（半夏、枳实、陈皮、枣仁、远志肉、熟地黄、竹茹、人参、茯苓、炙甘草）。

③医案集锦

案例 1

罗谦甫之治丑斯兀阑，发狂热渴，用大承气一两半，加黄连二钱，以

下其热，俾便通汗出乃愈。(《金匮翼·癫狂》，尤在泾引罗谦甫治丑斯兀阑案)

案例2

易老治一人病阳厥，怒狂骂詈，或歌或哭，六脉无力，身表如冰，发则叫呼高声。因夺其食，又以大承气汤下之，五七行泻渣秽数斗，身温脉生而愈。盖铁落饮以抑无形上怒之火，承气汤所以下有形内结之热也。(《金匮翼·癫狂》)

案例3

鹤年云，予治昆山清水湾一人发狂，先为刺百会、神庭、人中三穴，后以蜀漆(水拌炒熟，一钱)，煅龙骨、牡蛎(各三钱)，黄连(五分)，生大黄(三钱)，水煎服，一剂即安。(《金匮翼·癫狂》)

案例4

一僧忽患癫疾，不得眠卧，诸药不效。孙兆曰：今夜睡着，明后日便愈也。但有咸物，任与师吃，待渴却来道。至夜僧果渴，孙以温酒一角，调药一服与之。有倾再索酒，与之半角，其僧便睡，两日夜乃觉，人事如故。人问其故，孙曰：人能安神矣，而不能使神昏得睡，此乃《灵苑》中辰砂散也，人不能用之耳。(《金匮翼·癫狂》，尤在泾引孙兆治僧人案)

案例5

许学士云：予族弟缘兵火失心，制宁志膏与之，服二十粒愈。亲旧传去，服之皆验。《灵苑》云：服辰砂散讫，便令安卧，不可惊觉，待其自醒，即神魂定矣。万一惊寤，不可复活。(《金匮翼·癫狂》)

案例6

吴正甫少时，心病服此(宁志膏)一刻，五日方寤，遂瘥。(《金匮翼·癫狂》)

案例 7

许叔微云：此予家秘方也。戊午年，军中有一人犯法，褫衣将受刃，而得释，神失如痴。余与一粒，服讫而寐，及觉病已失矣。山东提辖张载扬妻，因避寇失心已数年，余授此方，不终剂而愈。(《金匮翼·癫狂》)

案例 8

黄山沃巡检彦妻，狂厥者逾年，更十余医不验，予授此方去附子加铁粉，亦不终剂而愈。(《金匮翼·癫狂》)

按语：对于癫狂的论治，尤在泾重在镇心安神、通腑泄热，并配合针灸以治疗急性发作的狂证；同时可通过睡眠以判断预后，能入睡则说明心神得定，有向愈之机。尤在泾认为，铁粉能化涎镇心、平肝祛邪，即《素问》所云：厥阳怒狂，治以铁落饮，金制木之义也。

（4）头痛

①伏其所主，首辨虚实：尤在泾认为，头部为六腑清阳之气，五脏精华之血会聚之处，若六淫之邪，人气所变，五贼之逆上犯，或蔽复清明，或瘀塞经络，因与真气相薄则为头痛，并有虚证和实证之分。

实证头痛：实证头痛，有因风、寒、湿、热和兼气之分。兼气者或寒热并见，或肝气上逆，或脾胃食积，不一而论。

因风而痛者，可见抽掣恶风，有汗而痛，但又有风寒和风热之分。头痛风热用《元珠》茶调散（小川芎、香白芷、细芽茶、片黄芩、荆芥穗、薄荷叶）、石膏散（石膏、川芎、炙甘草）。风寒头痛，若症见疼痛牵引两目，遂至失明，用《本事》白附散（白附子、麻黄、川乌、南星、全蝎、干姜、朱砂、麝香）；若见风寒入脑，头痛恶寒目眩，用三五七散（防风、茱萸、炮姜、茯苓、细辛、炮附子）；若见风寒湿邪在脑，头痛眩晕呕吐者，用芎辛汤（川芎、细辛、白术、甘草）。

因暑热而痛者，或有汗，或无汗，皆出现恶热而痛，若症见头中热痛，喜寒恶暖，脉数而大者，用小清空膏或治热厥头痛方；若见头痛烦热，便闭不通者，用新定方（生地黄、知母、黄芩、薄荷、黑山栀、甘菊、甘草、荆芥、红花）。

因湿而痛者，痛而头重，遇天阴尤甚，也有寒湿和湿热之分。湿热头痛，若症见邪气上壅损目及脑痛年深不止者，用清空膏（羌活、防风、柴胡、川芎、炙甘草、黄连、黄芩）；若头重如山，为湿气在头，用搐鼻散（青黛、石膏、芒硝、郁金、薄荷、牙皂）、透顶散（细辛、瓜蒂、丁香、糯米、冰片、麝香）；若见壅滞头目，赤肿疼痛，大小便闭涩者，用子和神芎丸（大黄、黄芩、牵牛、滑石、黄连、薄荷叶、川芎）。寒湿头痛，症见头痛鼻塞而烦，其脉大，自能饮食，腹中和无病者，用《本事》透顶散。

因痰饮而痛者，见头昏重而痛，愦愦欲吐。若见太阴痰厥头痛，眼黑头旋，恶心烦乱，肢冷身重者，用半夏白术天麻汤（半夏、陈皮、麦芽、神曲、白术、黄芪、苍术、天麻、茯苓、人参、泽泻、黄柏、干姜）、茶调散（瓜蒂、好茶）；若见热痰呕逆头痛，用半夏茯苓汤（半夏、赤茯苓、陈皮、甘草、黄芩、生姜）；若见风痰气，发即头旋，呕吐不食，用防风饮子（防风、人参、橘皮、白术、茯苓、生姜）；若见风痰吐逆，头痛目眩，胸膈烦满，饮食不下，以及咳嗽痰盛，呕吐涎沫者，用玉壶丸（南星、半夏、天麻、头白面）；若见痰厥头痛，用芎辛导痰汤（川芎、细辛、南星、陈皮、茯苓、半夏、枳实、甘草）。

肝厥头痛，症见颠顶头痛，眩晕，或厥逆抽挚者，用龙荟丸、抑青丸（黄连、吴茱萸）、泻青丸（当归、龙胆草、川芎、栀子、川大黄、羌活、防风）。

食积头痛，症见头痛兼痞膈咽酸，噫败卵臭，饱食则痛甚，其脉右手滑盛者，用红丸子、治中汤（理中汤加青皮、陈皮）。

偏头痛，一侧痛甚，痛连额角，久而不已，用芎犀丸（川芎、朱砂、石膏、龙脑、人参、茯苓、炙甘草、细辛、生犀角、栀子、阿胶、麦冬）。

雷头风，症见头痛而起核块，或头中如雷之鸣，用消风散热方（薄荷、连翘、黄芩、黑山栀、犀角、荆芥、牛蒡子、桔梗、甘草）；若见痰火上升，壅于气道，头中痛而有声，轻如蝉鸣，重如雷响，用神芎丸（半夏、大黄、蜈蚣、连翘、橘红、桔梗、天麻、片芩、薄荷叶、香白芷、青礞石、粉甘草）。

大头痛，症见头痛而肿大如斗者，为天行疫疠之病，用普济消毒饮子（黄芩、川黄连、薄荷、橘红、玄参、甘草、连翘、鼠粘子、板蓝根、马勃、天虫、升麻、柴胡、桔梗）。

虚证头痛：虚证头痛有气虚、血虚和肾虚之异。

气虚而痛者，遇劳则痛甚，其脉大。若症见倦怠气短，恶风寒，不能食，脉必弦微，用新定补中益气汤（人参、黄芪、白术、甘草、当归、陈皮、升麻、蔓荆、细茶、白芍）。

血虚而痛者，善惊惕，其脉芤，多见于产后，用川芎当归汤（川芎、当归）、四物汤加甘菊、薄荷或新定方（生地黄、当归、蔓荆、黄芩、白芍、炙甘草、甘菊、川芎）。

肾厥而痛者，头痛颠疾，下虚上实，症见肾气不足，脉举之则弦，按之则坚，用玉真丸（硫黄、石膏、半夏、硝石）；若见脾元久冷，上实下虚，胸中痰饮，或上攻头目，奔豚上气，两胁膨胀，用黑锡丹（沉香、附子、胡芦巴、肉桂、茴香、补骨脂、肉豆蔻、川楝子、木香、黑锡、硫黄）。

②风药丸散，茶酒辅行：若头痛发作无定时，时作时止，提倡在治法上口服丸散。尤在泾所选治头痛的方剂中，有近2/3为丸剂或散剂。如治疗头风痛的茶调散、石膏散、白附散，治疗湿性头痛的搐鼻散、透顶散、神芎丸，治疗风痰头痛的玉壶丸，治疗肝厥头痛的抑青丸、泻青丸，治疗偏

头痛的芎犀丸和治疗食积头痛的红丸子，亦可选搐鼻法，简便易行。

再者，尤在泾治疗头痛善用风药，并以清茶或酒辅助行药。他本于李东垣的思路，认为高巅之上，惟风可到，故味之薄者，自地升天者也，所以头痛皆用风药治之。若是热气在头，以风药引之，则热弥盛而痛益甚，因此其治疗头痛，大率皆以酒芩、酒连、酒柏加风剂，杂用羌、防、升、柴、蔓等药。黄芩、黄连、黄柏苦寒泄热，得酒则能上行泄脑热。除了酒制之外，他认为"鸟巢高巅，射而去之是也，茶性清上，故诸头痛药中多加用之"，"细茶最能清上风热，久痛以之作引弥佳"（《金匮翼·头痛》），故常用清茶调服药物。

此外，尤在泾治疗头风久痛，常加芎、归、红花少许，认为血药"非独治风，兼和血止痛"，"然患痛人，血必不活，而风药最能燥血，故有愈治而愈甚者，此其要尤在养血"（《金匮翼·头痛》）。

③医案集锦

案例1

东垣壮岁病头痛，每发时，两颊尽黄，眩晕，目不欲开，懒于言语，身体沉重，兀兀欲吐，数日方退。洁古老人曰：此厥阴太阴合而为病，名曰风痰。以《局方》玉壶丸，加雄黄、白术治之。（《金匮翼·头痛》，尤在泾引李东垣治头痛案）

案例2

馆职张学士，嗜酒散涎，忽头痛发热，医作伤寒治之愈甚，孙兆脉之，右手脉甚数，左手脉平和，曰：此疾非伤寒，学士好酒啖食所伤也。遂用食药五七丸，经食久，膈渐宽，痛遂减，再进利膈药，遂获安。（《金匮翼·头痛》，尤在泾引孙兆治张学士案）

案例3

参谋柏仲实年六十余，二月间患头痛不可忍，邀往视之。其人云，近在燕京，患头昏闷微痛，医作伤寒治之，汗出后，痛转加。复汗解，痛益甚，遂归。每召医用药雷同，到今痛甚不得安卧，恶风寒而不喜食饮，诊其脉，弦微而细，气短而促，懒言语。《内经》曰：春气者病在头。今年高气弱，清气不能上升头面，故昏闷。此病本无表邪，因发汗数四，清阳之气愈亏，不能上荣，亦不能外固，所以头苦痛，而恶风寒，不喜饮食，气弱而短，宜升阳补气，头痛自愈。(《金匮翼·头痛》)

案例 4

王荆公患偏头痛，裕陵传禁中秘方，用生莱菔汁一蚬壳，仰卧注鼻中，左痛注右，右痛注左，或两鼻皆注亦可，数十年患，皆一注而愈。(《金匮翼·头痛》)

案例 5

一妇人患偏头痛，一边鼻塞不闻香臭，常流清涕，或作臭气一阵，遍治头痛药皆不效。一医教服芎犀丸，不十数服，忽然嚏突出一铤稠脓，其疾遂愈。(《金匮翼·头痛》)

案例 6

火升，头痛，耳鸣，心下痞满，饭后即发。此阳明少阳二经痰火交郁，得食气而滋甚，与阴虚火炎不同。先与清理，继以补降。处方：竹茹、茯苓、橘红、炙甘草、半夏、羚羊角、石斛、嫩钩藤钩。(《静香楼医案·头痛门》)

案例 7

头痛偏左，耳重听，目不明，脉寸大尺小。风火在上，姑为清解。处方：羚羊角、生地、甘草、菊花、牡丹皮、石决明、连翘、薄荷。(《静香楼医案·头痛门》)

案例 8

风热上甚，头痛不已。如鸟巢高巅，宜射而去之。处方：制大黄、犀角、川芎、细茶。(《静香楼医案·头痛门》)

按语：尤在泾将头痛分为外感头痛和内伤头痛两大类。风、寒、湿、热等邪气循经上扰，多为外感头痛，治疗以祛风散邪为主。情志、饮食、劳倦、体虚等多可导致脏腑功能失调，为内伤头痛。其病虚实夹杂，需要补虚泻实，标本兼顾。在治疗头痛时，还要注重搐鼻等外治法的应用，气机一转，诸塞得痛，病即安和。

5. 脾胃病证

（1）噎膈（附：反胃）

①详分虚实，不离痰血：噎膈，即膈噎。膈者，隔也。饮食入咽不得下而为隔，噎塞膈中，如有阻隔者，故名膈噎；病在膈间，食不得下，气反上逆，随复吐出，故又名膈气。

尤在泾认为，噎膈之病，需详分虚实，从年龄而言，老年多虚，壮年多实，即大都年逾五十者，是津液枯槁者居多。若壮年气盛，非血即痰。从病因而言，实者多因痰、血与气相搏，附于胃脘，其有瞖膜外裹，吐后膈气暂宽，旋复如初；虚者多因津枯不泽，气少不充，见胃脘干瘪，食涩不下。据此，尤在泾将噎膈分为气膈、痰膈、血膈、虫膈。他认为气膈因伤于七情所致，症见烦闷食不下，时呕沫。若进一步发展，则变为痰膈，因七情伤于脾胃，郁而生痰，痰与气搏，升而不降所致，症见胸膈痞满，饮食辄噎，不得入胃，反上呕逆，与痰俱出。血膈则因情志不调、跌仆损伤等致死血在膈。

尤在泾还将噎膈与反胃进行了详细鉴别。其曰："噎膈、反胃，自是二病，世医每连称而并举之者，丹溪实作之俑也。丹溪曰：其槁在上，近咽之下，水饮可行，食物难入，入亦不多，名之曰噎；其槁在下，与胃为近，食虽可入，良久复出，名之曰膈，亦曰反胃。是以噎膈分上、下二病，而以反胃属之膈，殊欠分明。"尤在泾认为，噎膈之所以出现反胃症状，是因为食噎不下，故反而上出，若不噎则并不反出。但反胃则全不噎食，或

迟或速，自然吐出，与噎膈毫不相干。二者病本不同，治法亦异，不可不辨！（《医学读书记·续记·噎膈反胃之辨》）

②慎用攻下，润养先行：尤在泾师古而不泥古，针对前人的论述，能够择善而从，又不失己见。张子和论膈噎，谓三阳结热，前后闭涩，下既不通，必反上行，所以噎食不下。尤在泾则提出异议说："夫膈噎，胃病也。始先未必燥结，久之乃有大便秘少，若羊矢之证。此因胃中津气上逆，不得下行而然，乃胃病及肠，非肠病及胃也。"刘河间谓噎膈之病，惟宜用下，结散阳消，其疾自愈，因此用三乙承气治疗。尤在泾指出，病位在脘膈，不可随意用下法，"虽仲景有大黄甘草，东垣有通幽润肠等法，为便秘呕吐者立，然自是食入辄吐之治，非所论于食噎不下也"。

关于噎膈的治疗，尤在泾提出，慎勿顿攻，宜先润养，小着汤丸，累累加用，关扃自透。换言之，因为"痰血在脘，不行不愈"。但如果用药过于孟浪，则"药过病所，反伤真气。因此，治疗时可先用酸苦之剂涌吐痰涎，"或用苦酸微涌膈涎，因而治下，药势易行"，如果仍然膈逆不通，则下导上引，"蜜盐下导，始终勾引，两药相通者，其言甚善"，整个过程循序渐进，"以小丸累加，适至病所，无过不及，以平为期"（《金匮翼·膈噎》）。关于具体治疗，尤在泾从气、痰、血、虫4个方面进行论述。

气膈：若因食即噎塞，如炙脔在膈不下者，可用方（射干、升麻、桔梗、木通、赤茯苓、百合、紫菀），还可选用救急疗气噎方（半夏、柴胡、生姜、羚羊角、犀角、桔梗、昆布、通草）、还魂散（荜茇、麦芽皮去穰、人参、苦桔梗、柴胡、白豆蔻、楠木香、高良姜、半夏），《永类铃方》治噎膈不食方（黄犬干粪，淘洗米粟令净，煮粥入薤白一握，泡熟去薤，入沉香末二钱，食之），《圣济总录》治咽喉妨碍，如有物吞吐不利方（杵头糠、人参、石莲肉）。

痰膈：宜调平阴阳，化痰下气。若见痰涎状如破絮，或如梅核，在咽喉之间，咯不出，咽不下，或中脘痞闷，气不舒快，或痰饮呕逆恶心者，用《太平惠民和剂局方》四七汤（半夏、茯苓、紫苏叶、厚朴）。若脾胃不和，痰逆恶心，或时呕吐，饮食不进，十膈五噎，痞塞不通者，可选用《和济》丁沉透膈汤（人参、砂仁、香附、青皮、木香、肉豆蔻、白豆蔻、丁香、厚朴、草果、半夏、神曲、甘草、麦芽）、涤痰丸（半夏曲、枯矾、皂角、玄明粉、白茯苓、枳壳）。

血膈：可服生韭汁，辛温散痰涩恶血。若血枯及死血在膈，饮食不下，大便燥结，可用滋血润肠汤（当归、芍药、生地黄、红花、桃仁、大黄、枳壳）、五汁汤（芦根汁、藕汁、甘蔗汁、牛羊乳、生姜汁）、《良方》秦川剪红丸（雄黄、木香、槟榔、煨三棱、煨蓬术、贯仲、干漆、陈皮、大黄）。

虫膈：可用治梅核膈气方（半青半黄梅子），或昆布丸（昆布、麦冬、天冬、诃黎勒、木通、川大黄、川朴硝、郁李仁、桂心、百合、羚羊角、杏尖、苏子、射干、柴胡、陈皮、槟榔）。

③医案集锦

案例1

一村夫因食新笋羹，咽纳间忽为一噎，延及一年，百药不效。王中阳令服之，次日病家报云：病者昨已痛极，自己津唾亦咽不下，服药幸纳之，胸中沸然作声，觉有生意，敢求前剂。况数日不食，特游气未尽，拟待就木，今得此药，可谓还魂散也。王遂令其捣碎米煮粥，将熟，即入药再煎一沸，令啜之，一吸而尽，连服数剂，得回生。因名曰还魂散（方见上文）。食之以治七情致病，吐逆不定，面黑目黄，日渐瘦损，传为噎证者多验，但忌油腻、鱼腥、黏滑等物。（《金匮翼·膈噎》，尤在泾引王中阳治村夫案）

案例2

因气生痰，痰凝气滞，而中焦之道路塞矣。由是饮食不得下行，津液不得四布，不饥不食，口燥便坚，心悸头晕，经两月不愈。以法通调中气，庶无噎膈腹满之虑。处方：旋覆代赭汤加石菖蒲、枳实、陈皮。(《静香楼医案·呕哕门》)

案例 3

气郁痰凝，阻隔胃脘，食入则噎，脉涩，难治。食入则噎，肺气先郁，故加郁金、贝母、枇杷叶。处方：旋覆花、代赭石、橘红、半夏、当归、川贝、郁金、枇杷叶。(《静香楼医案·呕哕门》)

案例 4

脉疾徐不常，食格不下。中气大衰，升降失度。因中气大伤，故用参、麦。处方：旋覆花、代赭石、麦冬、茯苓、半夏、广皮、人参、枇杷叶。(《静香楼医案·呕哕门》)

案例 5

先姊传一方云：用烧酒一斤，浸海蜇花头一斤，入瓷瓶内，埋地数年，则海蜇化为水矣，取饮半酒杯妙。(《金匮翼·膈噎》)

案例 6

一人咽膈间，常觉有物闭闷，饮食妨碍，脉涩稍沉，形色如常，以饮热酒所致。遂用生韭汁每服半盏，日三服，至二斤而愈。(《金匮翼·膈噎》)

案例 7

一人食必屈曲下膈，梗涩微痛，脉右甚涩而关沉，左却和，此污血在胃脘之口，气因郁而为痰，必食物所致。询其去腊，日饮剒剥酒三盏，遂以生韭汁冷冻饮细呷之，尽半斤而愈。(《金匮翼·膈噎》，尤在泾引朱丹溪治噎膈案)

案例 8

一贫叟病噎膈，食入即吐，胸中刺痛，或令取韭汁入盐梅卤少许细呷，得入渐加，忽吐稠痰涎数升而愈。此亦仲景治胸痹用薤白，取其辛温能散胃脘痰涎恶血之义也。愚谓此不独辛温散结之义，盖亦咸能润下，而酸味最能开膈胃、止呕吐，品味不杂而意旨周密，殊可取也。(《金匮翼·膈噎》)

案例 9

一妇年及五十，身材略瘦小，勤于女工，得噎膈证半年矣，饮食绝不进，而大便燥结不行者十数日，小腹隐隐然疼痛，六脉皆沉伏。以生桃仁七个，令细嚼，杵生韭汁一盏送下。片时许，病者云：胸中略作宽舒。以四物六钱，加瓜蒌仁一钱，桃仁泥半钱，酒蒸大黄一钱，酒红花一分，煎成上药一盏，取新温羊乳汁一盏，合而服之。半日后下宿粪若干，明日腹中痛止，渐可进稀粥而少安。后以四物出入加减，合羊乳汁服五六十帖而安。(《金匮翼·膈噎》)

案例 10

丹溪治一少年，食后必吐出数口，却不尽出，膈上时作声，面色如平人。病不在脾胃，而在膈间。其得病之由，乃因大怒未止，辄食面，故有此证。想其怒甚则血菀于上，积在膈间，碍气升降，津液因聚，为痰为饮，与血相搏而动，故作声也。用二陈加香附、韭汁、莱菔子二日，以瓜蒂散、败酱吐之；再一日又吐，痰中见血一盏；次日复吐，见血一盏而愈。(《金匮翼·膈噎》，尤在泾引朱丹溪治少年案)

案例 11

一中年人，中脘作痛，食已乃吐，面紫霜色，两关脉涩，乃血病也。因跌仆后，中脘即痛，投以生新血推陈血之剂，吐血片碗许而愈。(《金匮翼·膈噎》)

案例 12

江应宿治一老妇年近七旬，患噎膈，胃脘干燥，属血虚有热，投五汁汤，二十余日而愈。(《金匮翼·膈噎》，尤在泾引江应宿治老妇案)

案例 13

《广五行记》，永徽中绛州有僧，病噎数年，临死遗言，令破喉视之，得一物，似鱼而有两头，遍体悉是肉鳞，致钵中，跳跃不止。以诸味投钵悉为水。时寺中刘蓝作靛，试取少许置钵中，虫绕钵畏避，须臾虫化为水，后人以靛治噎疾，每效。（《金匮翼·膈噎》）

按语： 尤在泾言"谷之不入，非胃之不纳，有痰饮以阻之"，故用旋覆代赭汤下气降痰，以之为治噎膈正方。对血膈论治，尤在泾喜用生韭菜汁辛温散结，认为该药咸能润下，酸能开膈，止呕吐，品味不杂而意旨周密。尤在泾还受到朱丹溪治疗"怒甚血菀于上所致噎膈"的启发，治疗痰血噎膈，用二陈汤加香附、韭汁、莱菔子，辅以瓜蒂散、败酱草取吐；而对于跌仆后血积中脘所致血膈，则投祛瘀生新血之剂。

附：反胃

反胃者，饮食入胃，全无阻隔，过一二时，辄复吐出，有反还之意，故曰反胃，甚者朝食暮吐，暮食朝吐，有翻倾之义，故亦名翻胃，应与噎膈区分。反胃与噎膈病，都可见呕吐症状，但有上中下之分，洁古老人论曰：上焦吐者主于气，中焦吐者主于积，下焦吐者主于寒，可资参考。

尤在泾还收录他人治验：《普济方》治反胃吐食，药物不下，结肠三五日，至七八日，大便不通，如此者必死，用正胃散（白水牛喉、陈米饮）。《集验》疗反胃，朝食暮吐，暮食朝吐方（羊肉去脂膜作脯，以好蒜薤空腹任意食之）。现录尤氏验案五则。

案例 1

昔金州周禅师，得正胃散方于异人，十瘥八九。君子收之，可济人命。（《金匮翼·膈噎》）

案例 2

张文仲《备急方》言，幼年患反胃，每食羹粥诸物，须臾吐出。贞观中，许奉御兄弟及柴、蒋诸名医奉调治，竟不能疗。渐疲困，候绝旦夕。忽一卫士云：服驴小便极效。遂服二合，后食只吐一半；晡时再服二合，食粥便定，次日奏知，宫中五六人患反胃者同服，一时俱瘥。此物稍有毒，服之不可过多，须热饮之。病深者七日当效。后用屡验。（《金匮翼·膈噎》）

案例 3

一中年妇人反胃，以四物加带白陈皮、留尖去皮桃仁、生甘草、酒红花，浓煎，入驴尿，以防生虫，与数十帖而安。（《金匮翼·膈噎》）

案例 4

朝食暮吐，肝胃克贼，病属反胃。因此专治吐，故加姜、萸。处方：旋覆花、代赭石、茯苓、半夏、吴萸、生姜、粳米、人参、枇杷叶。（《静香楼医案·呕哕门》）

案例 5

中气迭伤，不能健运，朝食暮吐，完谷不腐。诊得脉虚色黑，腰脚少力，知不独胃病，肾亦病矣，此岂细故哉。处方：人参、附子、川椒、茯苓、益智仁。再诊：前方去川椒、益智，加川连、肉桂。（《静香楼医案·呕哕门》）

按语：尤在泾对于反胃的论治，亦从病机处着眼，不拘于胃，兼或活血，或平肝，或养肾，立法分明，入细入微。若土虚木乘，肝气犯胃至朝食暮吐者，尤在泾用旋覆代赭汤加减治疗。若反胃日久，后天损及先天，兼见肾虚者，则选用人参、附子、益智仁、川椒、肉桂等健脾益肾之品。

（2）胀满

①八纲为经、脏腑为纬析病机：胀满的病因复杂，尤在泾归纳有三：

一是二阴一阳发病，肾胆同逆，三焦不行，气蓄于上所致，症见善胀，心满善嚏。二是三阳邪盛入于阴分，头为阳，腹为阴，可见腹胀满而头痛。三是瘀血内阻亦可导致胀满。他说："有所堕坠，恶血留内，腹中满胀，不得前后，此上伤厥阴之脉，下伤少阴之络。"

在病位深浅上，脏满有在表、在腑、在脏者之别，并根据饮食状况对其预后进行判断：病在表者易治，在腑者难治，入脏者不治。腹胀属脾胃者，则饮食少；属他脏腑者，则饮食如常。其胀在皮肤孙络之间者，饮食亦如常，其在肠胃肓膜之间者，则饮食亦少。其气亦壅塞于五脏，则气促急不食而病危矣。

尤在泾还从病性病位对胀满进行分类：从病位上分，有脾胀、肝胀，在医案中还提及病变损及肺、肾的情况；从病性上分，有气胀、血胀、热胀、寒胀、实胀、虚胀和食积。

②调理肝脾，诸法合参治病本

脾胀：又名水胀。因湿气归脾，壅塞不行所致，症见心腹胀，跗肿，体重，肠中辘辘有声，怔忡喘息，脉濡，小便不利，大便溏而不畅。治疗应健脾祛湿，或消痞理气，或辛温补中，或泻下除热。若见脾虚肝实，不能运化者，宜小温中丸（陈皮、半夏、神曲、茯苓、白术、生香附、针砂、苦参、川黄连、厚朴、甘草）；若需和脾胃，祛湿消胀者，用胃苓汤（苍术、厚朴、陈皮、白术、茯苓、泽泻、猪苓、甘草、官桂）；若治鼓胀，应温和调补气血，用《三因极一病证方论》禹余粮丸（蛇含石、禹余粮石、真针砂、羌活、木香、茯苓、川芎、牛膝、桂心、白豆蔻、茴香、蓬术、附子、青皮、京三棱、白蒺藜、当归）。

肝胀：因怒动肝火，逆于中焦所致，其症身热，气逆，口苦，胁及小腹胀满或痛，脉弦。治疗应清肝泻火，或平肝和胃，或抑肝扶脾，从因治本，可用左金丸（黄连、吴茱萸），或新定方（赤芍、生地黄、归尾、桃仁、红花、香附、大黄、牡丹皮、青皮）、逍遥散。

气胀：又名膜胀。多因七情郁结，气道壅隔，上不得降，下不得升所致，症见胸膈胀满，腹大而四肢瘦削。治疗宜升清降浊，还应区分气结和气散：因气结而胀，腹部胀满气不通者，加厚朴以破滞气。因气散而胀，腹中忿闷者，宜芍药以收之，可选用木香顺气汤（木香、苍术、草豆蔻、青皮、益智仁、陈皮、泽泻、茯苓、半夏、干姜、吴茱萸、升麻、柴胡、厚朴、人参、当归）。另有大便秘结不通而导致腹胀满者，用通幽汤（当归、升麻、桃仁、红花、甘草、生地黄、熟地黄）。

血胀：污血成积，多为石瘕之类，日以益大，腹部渐胀如怀子状。治疗用导下法，可用经验桃奴丸（桃奴、延胡索、猥鼠粪、香附、官桂、砂仁、五灵脂、桃仁），或《宣明》鸡矢醴散（大黄、桃仁、干鸡屎）；若瘀血入胞衣，胀满难下者，用夺命丹（炮附子、牡丹皮、干漆）。

热胀：热聚于里，口干便闭。尤氏认为热胀有内外之别：一为外伤风寒，自表入里，寒变为热，胃实腹满，宜通腑泄热，用仲景以大承气汤，或枳壳锉散（厚朴、枳壳、桔梗、炙甘草、大黄、生姜、大枣、乌梅）。二为膏粱之人，湿热郁结，而成胀满，宜清热导湿，用东垣中满分消丸（黄芩、黄连、姜黄、白术、人参、炙甘草、猪苓、茯苓、干姜、砂仁、枳实、半夏、厚朴、知母、泽泻、陈皮），若有寒者勿用。

寒胀：亦有表里之别：一为寒气袭表而胀于外，症见礨礨然不坚，腹大，身尽肿，皮厚，以手按其腹，窅而不起，腹色不变。若见胸胁胀满，一身面目尽浮，鼻塞咳逆，清涕出，当用小青龙汤温散表邪，再用消胀药。二为寒气入于里而胀于内，阴气凝聚，久而不散，内攻肠胃，症见胀满泄利，治疗宜温中行气，用温胃汤（熟附子、当归、厚朴、人参、半夏曲、橘红、生姜、炙甘草、川椒），或《元戎》木香塌气丸（丁香、胡椒、郁李仁、白丑、枳实、槟榔、木香、蝎尾）。

实胀：胃气实则胀，症见便秘，按之疼痛，脉坚大，治疗可用泻下法。若腹胀而大便燥结者，用沉香交泰丸（沉香、橘红、白术、厚朴、吴茱萸、枳实、青皮、木香、茯苓、泽泻、当归、大黄）。若治老幼腹胀，血气凝滞，用四妙丸（商州枳壳、苍术、茴香、莱菔子、干漆）宽肠顺气。

虚胀：气虚中满，多因中气虚衰，三焦痞塞引起，症见腹胀，按之不痛，溏泄肠鸣，脸色苍白无华，脉软。治疗宜温养阳气，用参术健脾汤（人参、白术、茯苓、陈皮、半夏、缩砂仁、厚朴、炙甘草）。

食胀：一名谷胀。多因饮食过度，停滞中焦所致，其症吞酸嗳气，恶闻食臭，食则益甚。治疗宜用消导法，或用下法。若中满者，用枳实导滞丸（大黄、枳实、黄芩、黄连、焦神曲、白术、茯苓）。若心腹痛胀，痰饮不下者，用《外台秘要》人参丸（人参、白术、枳实、厚朴、青木香、大黄、槟榔、茯苓、橘皮）。若脾病水横流，四肢胀满者，用无碍丸（木香、京三棱、蓬莪术、槟榔、郁李仁、大腹皮）。

③医案集锦

案例 1

脉迟胃冷，腹胀，气攻胸胁，恶心少食泄泻。干姜、益智仁、半夏、厚朴、神曲、槟榔、川椒、茯苓。（《静香楼医案·肿胀门》）

案例 2

命门阳衰，脾失温养，不克健运，食入辄胀，法当温补下焦，肾气丸去桂，加沉香、椒目。（《静香楼医案·肿胀门》）

案例 3

胃阳衰惫，气阻痰凝，中脘不快，食下则胀。处方：草果仁、厚朴、茯苓、半夏、甘草、槟榔。（《静香楼医案·肿胀门》）

案例 4

面黑，目黄，腹满，足肿，囊肿。湿热壅滞，从脾及肾，病深难治。处方：苍术、制大黄、厚朴、陈皮、木通、茵陈、猪苓、椒目、泽泻。（《静香楼医案·肿胀门》）

案例 5

腹胀，面浮，跗肿，食不下，欲呕。处方：茅术、茯苓、广皮、桑皮、木通、厚朴、泽泻、半夏、猪苓。（《静香楼医案·肿胀门》）

案例 6

脉微迟，左胁宿痞，腹渐胀大，便溏溺少。此是浊阴上攻，当与通阳。处方：熟附子、远志、椒目、小茴香、泽泻、茯苓。（《静香楼医案·肿胀门》）

案例 7

湿热内陷太阴而成胀，此症苔必腻浊，溺必短少，处方：茅术、川柏、厚朴、陈皮、桑皮、木通。（《静香楼医案·肿胀门》）

案例 8

右关独大而搏指，知病在中焦，饮食不化，痞闷时痛，积年不愈，喉间自觉热气上冲，口干作苦，舌苔白燥。此脾家积热郁湿，当以泻黄法治之。处方：茅术、葛根、茯苓、石膏、藿香、木香。（《静香楼医案·肿胀门》）

案例 9

脾以健运为职，心下痞不能食，食则满闷，脾失其职矣。但健运之品，迁缓无功，宜以补泻升降法治之。处方：人参、干姜、半夏、茯苓、川连、枳实、陈皮、生姜。（《静香楼医案·肿胀门》）

案例 10

胁下素有痞气，时时冲逆，今见中满，气攻作痛，吞酸呕吐，能俯而不能仰。此厥阴郁滞之气，侵入太阴之分，得之多怒且善郁也。既有吞酸见证，故虽虚而不能补养矣。不得已而立一平调郁气之方，亦限于时局如此。处方：半夏、广皮、川楝子、橘核、茯苓、青皮、炙甘草、木瓜。（《静香楼医案·肿胀门》）

案例 11

脾气本弱，而更受木克，克则益弱矣，由是脾健失职，食入不消，遂生胀满；脾愈弱则肝愈强，时时攻逆，上下有声。半载之疾，年逾六旬，非旦夕可图也。处方：人参、茯苓、川楝子、楂核、甘草、木瓜、白芍、吴萸、橘核。（《静香楼医案·肿胀门》）

案例 12

脉弦中满，病在肝脾。处方：人参、吴萸、木瓜、厚朴、广皮、半夏。（《静香楼医案·肿胀门》）

案例 13

劳郁交伤，营卫不和，胸中满痛，时有寒热，与六淫外感不同，治宜和养气血，治以逍遥散。（《静香楼医案·肿胀门》）

案例 14

针对热结气闭，腹胀便难，宜运中兼泄热法。处方：厚朴、杏仁、滑石、黄芩、大腹皮、茯苓皮、木通。（《静香楼医案·肿胀门》）

案例 15

风湿相搏，面浮腹满足肿，大小便不利。处方：杏仁、苏子、厚朴、陈皮、猪苓、大腹皮、姜皮、木通。（《静香楼医案·肿胀门》）

按语：对于腹胀的治疗，尤在泾用药细腻熨帖，分上、中、下三焦，涉及肝、脾、肺、肾等脏腑：针对在上在表之气胀，兼浮肿或大小便不利者，选用杏仁、苏子或五皮饮加减等轻宣之剂开肺气，表里两解以消胀满。

对于中焦胀满，脾虚受湿，健运失常者，或以胃苓汤加减健脾利湿，或以泻黄散加减清热祛湿，或以仲景泻心汤加减升清降浊除痞结，或以干姜、人参、半夏、吴茱萸等温中散寒。若见病久气弱，不任攻达者，提出肝脾两治之法，以二陈汤加减，配伍川黄连、木瓜、白芍、青皮、川楝子、橘核等柔肝疏肝之品。

对于下焦胀满，若因脾肾两虚、肾虚阳衰所致，则当补火生土，以肾气丸加减配伍椒目、小茴香、沉香等。由此可见，尤在泾审病精细，虚实兼到，立方平稳。

（3）胃脘痛

胃居中焦，禀中和之气，为水谷之海，三阳之总司。尤在泾认为，胃脘痛的病因有四个方面。

其一，痰饮食积。痰积胃痛用丹溪白螺壳丸（白螺壳、滑石、苍术、栀子、红曲、香附、南星、青皮、枳壳、木香、半夏、砂仁、桃仁），并根据四时气候进行加减：春加川芎，夏加黄连，秋加吴茱萸。治痰饮心痛，用丹溪海蛤丸（海蛤、瓜蒌仁）。治痰饮食积，胃脘作痛，或胀或痞，用加味二陈汤（陈皮、半夏、茯苓、炙甘草、枳实、川黄连、滑石、木通、山楂）。

其二，肝气犯胃，又名食痹，症见胃脘当心而痛，上支两胁，膈咽不通，饮食不下。若见胃脘痛不能食，食则呕，脉弦者，用（新定）吴茱萸汤（人参、吴茱萸、川黄连、茯苓、半夏、宣州木瓜）。

其三，肾水上逆，寒厥入胃，用（新定）桂苓汤（桂枝、茯苓、人参、甘草、芍药、生姜）。

其四，瘀血内阻，气机不得条达，间或与痰湿内结，用灵香丸（白胡椒、枳壳、白檀香、红花、五灵脂、广木香）。

同时，尤在泾还对胃脘痛和心痛进行了鉴别。胃脘痛虽有类心痛，但除疼痛外，必见脾胃本病之症，或满或胀，或食不下，或呕吐吞酸，或大便难，或泻利，面色浮黄等。以下载录尤在泾医案两则以资参考。

案例1

脉弦小，腹痛，食后胃脘痛，上至咽嗌。病因食后而作，是胃气被遏而不畅，与得食则缓者有虚实之异，故此方务取疏泄。此为肝火乘胃，则宜泄厥阴、和阳明。处方：川楝子、木通、茯苓、甘草、石斛、木瓜。（《静香楼医案·肿胀门》）

案例2

蛔厥心痛，痛则呕吐酸水，手足厥冷。尚有心下苦热，痛则攻触有形见端，或唇舌面色变现不定，盖随蛔之动静故也。对于蛔虫内扰所致的胃疼，宜辛苦酸冶之。处方：川黄连、桂枝、当归身、延胡索、乌梅、川椒、茯苓、川楝子、炮姜。（《静香楼医案·脘腹痛门》）

（4）腹痛

①寒热虚实脾中求：尤在泾认为，腹痛的病因分为寒热、风邪、食积和死血等，其中对寒热腹痛的论述尤为详细。

寒痛：尤在泾根据《素问·举痛论》"寒气客于厥阴之脉，厥阴之脉者，络阴器系于肝，寒气客于脉中，则血泣脉急，故胁肋与少腹相引痛矣"，认为寒气客于脉中则脉寒，脉寒则缩蜷，缩蜷则脉绌急，绌急则外引小络，故猝然而痛，得热则痛止。腹痛属寒冷者，症见四肢逆冷，唇口变青，其脉沉或紧或涩；若寒气客于肠胃，厥逆上出者，则腹痛而呕，或吐清水。在治疗上，尤在泾认为，寒者温之，宜用温散或温利之剂；对于沉寒痼冷之证，应权宜缓急，酌情选用下法。具体而言，又有以下各种证候的诊治经验。

若腹痛若无积滞者，但用温法即可。若夹虚者，则应温补，用《外台秘要》附子汤（炮附子、炙甘草、宿姜、仓米、半夏、白术、大枣）。若气血虚寒，不能荣养心脾，腹痛连绵不已，无急暴之势，按之则痛缓，或按之便痛，重按却不甚痛者，用《外台秘要》建中汤（黄芪、白芍、炙甘草、桂心、生姜、半夏、大枣、饴糖）。若当在脐痛，便溺不利，畏寒，脉虚者，用方（熟地黄、肉桂、白芍、桂枝、当归、茯苓）。若脐下冷撮痛，阴部冷如冰，用延胡苦楝汤方（熟地黄、川楝子、延胡索、附子、肉桂、炙甘草）。

若痼冷在肠胃，虚实错杂，泄泻腹痛者，尤在泾借用杨士瀛《仁斋直指方论》中的论述来比喻："疗病如濯衣，必去其垢污，而后可以加浆。医者意也，请借是以为喻。"治疗时宜先用温下，然后调治，用《普济本事方》温脾汤（厚朴、干姜、甘草、桂心、附子、大黄），或《外台秘要》温脾丸（大黄、麦芽、干姜、厚朴、当归、炮附子、炙甘草、桂心、人参、枳实）。

若脾虚不运，腹痛兼腹满者，应治以辛热，佐以苦甘，以淡泄之，用温中汤（厚朴、橘皮、干姜、炙甘草、草豆蔻、茯苓、木香），或用神保丸（全蝎、巴豆霜、木香、胡椒）消积理气、宣通脏腑。

热痛：尤在泾根据《素问·举痛论》"热气留于小肠，肠中痛，瘅热焦渴，则坚干不得出，故痛而闭不通也"，认为热证腹痛，二便闭赤，喜冷恶热，治疗宜寒宜下，勿用补法，用《统旨》清中汤（黄连、栀子、陈皮、茯苓、半夏、草豆蔻、炙甘草）。

冷热痛：尤在泾认为，此因外寒与内热相搏所致，寒气稽留，热气从上，症见脉充大而血气乱，腹痛，痛甚拒按，治疗宜平调寒热，用方（草豆蔻、炒山栀、姜汁调丸）。若见奔豚小腹痛，用苦楝丸（延胡索、全蝎、丁香等）。

②吐下和法证相宜：除了寒热腹痛，尤在泾对于风痛、食积痛和瘀血痛的论述也值得参考。

风痛：尤在泾认为，邪风内淫肠胃，与正气相搏，可引起腹痛，症见恶风，腹中奔响急痛，脉弦，治疗时从张仲景之法，"阳脉涩，阴脉弦，法当腹中急痛，先与小建中汤。不瘥者，与小柴胡汤"（柴胡、半夏、炙甘草、人参、干姜、大枣、芍药）。他还认为，风露之根，久在脾胃，应先祛风散邪，然后调养脾胃，用《太平惠民和剂局方》抽刀散（川白姜、良姜、石菖蒲、糯米、巴豆、斑蝥）。

食积痛：尤在泾认为，食积痛因伤食所引起，症见恶心，恶闻食臭，吞酸嗳腐，脉多沉实。治疗时应分三焦论治，病位在上者用吐法：烧盐半升，温汤五六升，和服探吐；或用治杂食瘀实不消心腹坚痛方（白盐一升，以水三升，煎服吐下即定）。病位在中者宜消导：取其余类烧作末，如食肉则以肉烧作末，酒送服。病位在下者用下法：若寒食过伤，心腹卒痛，如锥刺之状，可用方（川大黄、干姜、巴豆）；若伤湿热之物，不得化而闷乱便闭者，宜厚朴三物汤（厚朴、枳实、大黄）或枳实导滞丸。

瘀血痛：尤在泾认为，瘀血痛多因郁怒及饱食后急走所引起，痛有定处，脉芤涩。治疗时，病势微缓者和之，病势急重者下之，用妇人头发烧灰，温酒送服，或桃核承气汤（桃仁、桂枝、大黄、芒硝、炙甘草）。

③医案集锦

案例1

有一田夫醉饱之余，露星取快，一枕天明。自此脾疼攻刺，百药罔效，奄奄数载。后遇至人授以抽刀散，数服顿愈。则知风露之根，入在脾胃，良姜、菖蒲为能散其邪，巴、蝥借气为能伐其根，观此可以通一毕万矣。然而痛不复作，养脾之剂，独不可继是而调理之乎。（《金匮翼·胃脘痛》）

案例2

元丰中，丞相王郇公，小腹痛，国医治之，百药不止，取妇人油头发，烧如灰，细研筛过，温酒调下二钱，服此即愈。（《金匮翼·胃脘痛》）

案例 3

腹痛，脉弦，色青，是肝病也。此肝脾不和，气血郁结于内所致的腹痛，方内宜佐辛通。处方：川楝子、当归身、茯苓、石斛、延胡索、木瓜。（《静香楼医案·肿胀门》）

按语：上述三案，或因邪风内淫脾胃，或因瘀血内阻，或因肝脾不和，气血郁结所致，病位不离脾胃，需辨别外感内伤和寒热虚实，贵在识证用药。

（5）呕吐

①胃气不和为病本：尤在泾认为，呕吐总的病机为胃气不和，但病因多样。他结合《仁斋直指方》的论述，认为胃寒、胃热、痰水、宿食、脓血、气郁、风邪干胃、肺胃同病等，皆可导致呕吐。寒证呕吐，喜热恶寒，四肢不温。热证呕吐，喜冷恶热，烦躁中干。患痰饮者，吐涎沫，怔忡，先渴后呕。患宿食者，胸腹胀满，脘闷吞酸。有脓血者，腥气燥气，熏炙恶心。七情内郁者，关格不平，有气攻之症，诸郁干胃则呕吐。风邪入胃者，关键是拦住寒邪，不可轻用参、术之品。肺病连胃者，伤于胃气，见咳而呕吐，痰食俱出。热伤肺络者，见呕血带痰而出。

尤在泾还指出，对于一些危候，应及早辨别治疗，免于耽误病情。例如，恶闻食臭，汤水不下，粥药不纳，为反胃垂绝的表现。又如，汗后水药不得入口，呕吐脉弱，小便复利，身微热，手足厥逆，为虚寒之极的表现。

除此之外，尤在泾还辨析了其他医家有关呕吐或伴有吞酸的论述。例如，张元素（字洁古）以气、积、寒论呕吐，分属上、中、下三焦。该观点来自王冰（号启元子）《黄帝内经素问补注释文》卷之四十：食不得入，是有火也；食入反出，是无火也。至中焦吐，则独以积字该之。但尤在泾对此存疑，其曰："中焦气交之分，主营运上下，和调阴阳，其病有虚有实，有寒有热，其治亦不拘一法，岂区区毒药去积，槟榔、木香和气所能尽其事哉？"对于李东垣"以呕、吐、哕，分太阳、阳明、少阳，以其经气血多少而为声物有无之别"的观点，尤在泾直言不讳地指出，其"未见着实"。尤在泾还对吞酸一证阐明己见："或问吞酸，《素问》明以为热，东垣又以为寒，何也？"尤在泾认为，《素问》将之归为热证，是指病本。这是因为津液随气上升，郁而成积，成积既久，湿中生热，从木化而变为酸味，又不能涌出，伏于肺胃，咯不得上、咽不得下所致。李东垣将之归为寒证，是指病症表现。如果肌表受寒，内热郁滞，则酸味刺心；如果肌表温暖，腠理开发，或摄入香热汤丸，则见缓解。在治疗上，尤在泾认为，李东垣仅选用安胃汤加二陈汤，并无治湿热积郁之法，不够全面。他补充了自己的治疗经验：制炒黄连，吴茱萸，辅以苍术、茯苓，并随时令变化选取佐使药，汤浸蒸饼为小丸，还用粮食蔬果疗养，则吞酸可痊愈。

②和胃降逆用九剂：对于呕吐是否选用下法，尤在泾认为，应谨慎应用。但是，若见到呕吐伴有大便秘结，上下壅遏，气机不畅者，可酌情运用下法。他还总结了治呕吐"九剂"。

刚壮之剂：寒者热之，若见冷涎呕吐，用吴茱萸汤（吴茱萸、生姜、人参、大枣）；若见反胃呕吐，用《普济本事方》附子散（附子、生姜汁、粟米）。

清凉之剂：热者寒之，治胃热呕吐，用《普济本事方》竹茹汤（干葛、甘草、半夏）、庞老枇杷叶散（枇杷叶、人参、茯苓、茅根、半夏），或（新定）清中止呕方（半夏、茯苓、陈皮、竹茹、干葛、生姜、芦根、枇杷叶、麦冬、白风米）。

消痰逐水之剂：若因痰饮引起呕吐，用大半夏汤（半夏、人参）、小半夏茯苓汤（半夏、生姜、茯苓）。若痰饮呕恶，头眩心悸者，用《太平惠民和剂局方》二陈汤（陈皮、半夏、茯苓、炙甘草）。若呕吐清水，或呕酸者，用《普济本事方》神术丸（茅术、生芝麻、大枣）。

消食去积之剂：若食症呕吐，用治中汤（人参、白术、炮姜、炙甘草、青皮、橘皮）；兼宿食呕吐者，用二陈汤加缩砂仁、丁香。若食积与寒气相格，吐食而疼痛者，用洁古紫沉丸（砂仁、半夏曲、乌梅、丁香、槟榔、沉香、杏仁、白术、木香、陈皮、白豆蔻、巴霜）。若患食痹，症见食已心下痛，阴阴然不可忍，吐出乃已者，用温中法曲丸（法曲、麦芽、白茯苓、陈皮、厚朴、枳实、人参、附子、炮姜、炙甘草、桔梗、吴茱萸）。呕家有痈脓者，认为不须治，脓尽则自愈。

行气之剂：若气郁呕吐者，用加减七气丸（半夏、人参、辣桂、厚朴、茯苓、炙甘草）。

祛风和胃之剂：若风邪入胃呕吐，用藿香正气散（半夏曲、川厚朴、藿香叶、橘红、炙甘草）；若呕吐，头痛，脉弦者，用清胃丸（柴胡、黄芩、炙甘草、人参、半夏、青黛）。

理中安蛔之剂：选用安蛔丸（人参、白术、干姜、甘草、川椒、乌梅）。

导利之剂：若食已即吐者，用《金匮》大黄甘草汤（大黄、甘草）。若阴虚所导致的幽门不通，上冲吸门，呕吐噎塞，气不得上下者，用东垣通幽汤（熟地黄、生地黄、红花、桃仁泥、当归、甘草、升麻、大黄）。

益胃之剂：若反胃呕吐，不下食，腹中气逆者，用《广济》豆蔻子汤（人参、白豆蔻、甘草、生姜），或丁香煮散（丁香、石莲肉、北枣、生姜、黄秫米）。

对于咳嗽呕吐痰血饮食，肺胃同病者，尤在泾认为应辨别孰轻孰重。若吐食者，伤于胃气，则用二陈汤加减（半夏、杏仁、茯苓、炙甘草、橘红、竹茹、生姜、粳米）。若吐血者，为热伤肺络，用补肺阿胶汤（阿胶、兜铃、炙甘草、牛蒡、杏仁、糯米）。

③医案集锦：

案例 1

胃热者，手足心热。政和中一宗人病伤寒，得汗身凉。数日忽呕吐，药与食俱不下，医者皆进丁香、藿香、滑石等药，下咽即吐。予曰：此正汗后余热留胃脘，孙兆竹茹汤正相当耳。急治药与之，实时愈。（《金匮翼·呕吐》，尤在泾引许叔微治汗后余热留胃脘呕吐案）

案例 2

胃虚气热，干呕不便。方用橘皮竹茹汤加芦根、粳米。再诊：呕止热退。石斛、茯苓、半夏、广皮、麦冬、粳米、芦根、枇杷叶。三诊：大便不通，急则治标。生首乌、玄明粉、枳壳。四诊：大便通，脉和。惟宜滋养，肠中之燥热未尽清，加石斛、秦艽、牡丹皮。处方：石斛、当归身、秦艽、白芍、牡丹皮、炙甘草、茯苓、广皮。（《静香楼医案·呕哕门》）

案例 3

下既不通，势必上逆而为呕，所谓幽门之气，上冲吸门是也，治法自当疗下。但脉小目陷，中气大伤，宜先安中止呕，呕定再商。处方：人参、茯苓、刺蒺藜、竹茹、半夏、广皮、芦根、石斛。（《静香楼医案·呕哕门》）

按语： 尤在泾对呕吐的治疗，重在调和胃气。虚热呕吐，其善用竹茹汤加减；虚寒呕吐，则温中益胃止呕；若兼肝气反胃，则宜和胃清肝；若呕吐伴有大便不通，但脉小目陷者，此为中气大伤，应先安中和胃止呕，待病情稳定后再调整。可见尤在泾处处顾护胃气。

（6）便秘

尤在泾引张洁古之言，认为便秘不可一概而论，老人津液干燥，或妇人亡血及发汗利小便伤津，或病后血气未复，均能引起便秘。因此，不可妄用芒硝、大黄等泻下药，巴豆、牵牛亦需谨慎使用。他将便秘分为虚闭、实闭、风闭、冷闭、气闭和热闭。

①壮水益火调虚闭：尤在泾认为，有两种情况可以引起虚闭：一为阳虚，一为阴虚。

阳虚：下焦阳虚，阳气不行，不能传送而阴凝于下，发为便秘。对于阳虚便秘者，应益其火，用苁蓉润肠丸（肉苁蓉、沉香）。对于老人虚闭，用黄芪汤（绵黄芪、陈皮、麻仁、白蜜）。

阴虚：下焦阴虚，精血枯燥，津液失濡，肠道干槁，发为便秘。对于阴虚便秘者，应壮其水，用益血润肠丸（熟地黄、杏仁、麻仁、枳壳、橘红、阿胶、肉苁蓉、苏子、荆芥、当归），或五仁丸（柏子仁、松子仁、桃仁、杏仁、郁李仁、陈皮）。

②温清消下疗实闭：包括实闭、风闭、冷闭、热闭和气闭。

实闭：因胃实而闭，症见能食，小便赤，脉沉实。临证应分辨寒热：热实而闭者，治以寒下，用麻仁丸（厚朴、枳实、芍药、大黄、麻仁、杏仁）或厚朴三物汤。寒实而闭者，治以温下，用温脾汤或木香逐气丸（槟榔、青皮、陈皮、南木香、川巴豆肉）。

风闭：因风搏肺脏，传于大肠，津液燥涩，传化失司，则见大便闭结，多见于素有风病或肠胃积热，日久生风者，可用皂角丸（皂角、枳壳）或东垣润肠丸（当归梢、羌活、大黄、麻仁、桃仁）。

冷闭：因寒气横于肠胃，凝阴固结，阳气不行，津液不通所致，症见肠内气攻，喜热恶冷，脉迟涩，用半硫丸（半夏、硫黄）。

热闭：多见于伤寒热邪传里及肠胃素有积热者，热搏津液，肠胃燥结，症见面赤身热，烦躁，腹中胀闷，时欲饮冷，或口舌生疮，大便不通，用大黄饮子（大黄、杏仁、枳壳、栀仁、生地黄、人参、黄芩、川升麻、甘草）。

气闭：因胃气虚，气滞则物不行，症见其人多噫，心腹痞闷，胁肋膹胀，脉沉，治当顺气，用苏子降气汤加枳壳或杏仁煎（紫苏子、半夏、前胡、甘草、厚朴、陈皮、当归、沉香）。若腹痛，呕吐，便秘，但诸药皆吐者，可用姜汁汤送服苏感丸（苏合丸四分、感应丸六分，研合成丸）。若气滞腹急，大便秘者，用六磨汤（沉香、木香、槟榔、乌药、枳壳、大黄）。

③医案集锦

案例1

气郁不行，津枯不泽，饮食少，大便难，形瘦脉涩，未可概与通下，宜以养液顺气之剂治之。处方：生地黄、当归、桃仁、红花、枳壳、麻仁、甘草、杏仁。(《静香楼医案·大便门》)

案例2

大便闭结，水液旁流，便通则液止矣。处方：大承气汤加甘草。再诊：前方加当归、白芍。三诊：改用制大黄加浔桂、厚朴。(《静香楼医案·大便门》)

按语： 上述两案，一为阴虚便秘，治以养血滋阴通便；一为实热便秘，治以通腹泻热。可见尤在泾治疗便秘，首辨虚实，因证施治，并非一味泻下。

（7）泄泻

①论泄不离湿气：尤在泾认为，"湿"是泄泻的主要因素。湿多成五泄：若见体重软弱，泄下多水者为濡泄，为湿盛所致。若见水谷不化，下利清谷者者为飧泄，为湿兼风所引起。若见渐下污积黏垢为溏泄，为湿兼热所致。若见所下澄彻清冷，小便清白者为鹜泄，为湿兼寒引起。若久下不能禁固者为滑泄，为湿胜气脱所致。尤在泾还复引戴复庵的观点，指出气虚、气郁、痰滞、食积均可致泄泻。其云："饮食入胃，辄泻之，完谷不化者，气虚也。腹痛泻水，肠鸣，痛一阵泻一阵者，火也。或泻或不泻，或多或少者，痰也。腹痛甚而泻，泻后痛减者，积也。"(《金匮翼·泄泻》)。下面就尤在泾所论泄泻的常见证及主治方药进行阐述。

湿泻： 一名濡泄，其脉濡细，其症泻水，虚滑，肠鸣，身重，腹不痛。

其病机有二：脾胃有湿，水谷不化，清浊不分。另水寒之气，客入肠间，亦令人濡泄。治宜运脾化湿，可助用升阳风药以平之，选用《本事》芎䓖丸（芎䓖、神曲、白术、附子），或刘草窗泻湿汤（生白术、白芍、陈皮、防风、升麻）；若脾湿太过，泄泻不止，可用胃苓汤（平胃散、五苓散各等份）或升阳除湿汤。

寒泻： 一名鹜溏，为水粪并趋大肠。其因有二：一为脾气衰弱，不能分布，则津液、糟粕并趋一窍而下。二为寒气在下，亦令人水粪杂下，而色多青黑，治以温法。若见恶痢久不效者，用补本丸（苍术、川椒）。另外，对于太阳经伤寒传太阴，大肠不能禁固，猝然而下，下利为鹜溏，中有硬物，欲起而下，欲了难止，小便多清者，应根据发病时间的不同选方：春夏用桂枝汤（川桂枝、白芍药、白术、炙甘草），秋冬用白术散（白术、白芍、干姜、炙甘草）。若治寒泻腹痛，或水谷不化者，用附子温中汤（附子、干姜、人参、白术、白茯苓、白芍、炙甘草、厚朴、豆蔻、陈皮）。

热泻： 因夏月热乘太阴，与湿相合，一时倾泻如水，亦名暴泄。其症见腹痛自汗，烦渴面垢，脉洪数或虚，肛门热痛，粪出如汤，或兼呕吐，心腹绞痛者，即霍乱之候也。治宜清解，用香薷饮（香薷、白扁豆、厚朴）或六和汤（香薷、砂仁、半夏、杏仁、人参、炙甘草、赤茯苓、藿香、白扁豆、厚朴、木瓜）。

久泻： 尤在泾指出有虚实之别：一系陈积所致。若见久泻不止，百药不效，或暂止而复来，此必有陈积在肠胃之间，积一日不去，则泻一日不愈，必先逐陈积而后补之。若见连年腹痛泄泻，休作无时，服诸热药不效，宜先取去，然后调治易瘥，用《本事》温脾汤（厚朴、干姜、甘草、桂心、附子、大黄），食前服干姜丸（干姜、巴豆、人参、大黄）佐之；若见久泻久痢，脐腹冷痛，呕吐不食，及妇人血气虚损，崩漏带下，用震灵丹（禹余粮、紫石英、赤石脂、丁头代赭石、滴乳香、五灵脂、没药、朱砂）。一系脏虚引起，则见滑泄无腹痛，脉微虚而不沉滞，分寒滑和热滑，可以温涩之药固之。治寒滑可用乳豆丸（肉豆蔻）或《和剂》桃花丸（赤石脂、干姜）；治热滑，泻久腹痛渐已，泻下渐少，宜用河间诃子散（诃子、黄连、木香、甘草）。

食泻：症见噫气作酸，泻而腹痛甚，泻后痛减，臭如抱坏鸡子，用加味平胃散（苍术、厚朴、陈皮、甘草、缩砂、草果、山楂子、麦芽）；有停饮食数日乃泻，后屡作屡止，饮食稍多即发者，用枳术曲蘗丸。

酒泻：若见饮酒过多，骨立不能食，但饮一二杯即发，经年不愈者，可用方（苍术、厚朴、陈皮、甘草、丁香、缩砂、干葛、麦芽、神曲）；治伤酒，晨起必泻方（人参、白术、干姜、炙甘草、茯苓、干葛、陈皮、川黄连）；治酒泻不已，饮后尤甚者，用平胃散加丁香、缩砂、麦芽、神曲。

②久泻治重脾肾：尤在泾认为，泄泻的主要病位在中焦脾胃，如上所述，他治疗五泄的选方多用平胃散、理中汤、四君子汤等化裁而成，时时固护中焦脾胃之气。而对于久泻病及肾脏者，则脾肾同治，从其对肾泄、飧泄的论述中可见一斑。

肾泄：一名五更泻，多因肾阳虚衰，不能温养于脾，不能禁固于下，症见遇子后阳生之时，其气不振，阴寒反胜，则腹鸣奔响腹胀，泻去一二行方安，积月不愈，或至累年。此病藏于肾，治宜温肾，用五味子散（五味子、吴茱萸）、四神丸（肉豆蔻、五味子、补骨脂、吴茱萸）。另有因酒积、食积、寒积所引起者。食积、酒积者，治以治红丸子或单服枳术曲蘗丸，寒积者治宜魏氏椒朴丸（益智仁、川椒、川厚朴、陈皮、白干姜、茴香）。

飧泄：亦曰虚泄，完谷不化之意。尤在泾认为，飧泄之病，以虚为本，其因有三。

一曰虚，即脾胃气衰，不能熟腐水谷，食物完出，治以升阳除湿汤（苍术、柴胡、升麻、羌活、防风、泽泻、猪苓、神曲、麦芽、陈皮、甘草），或加味四君子汤（四君子加肉豆蔻、诃子），或参苓莲术散（四君子加缩砂、藿香、炮姜、山药、莲子、陈皮、乌梅）。

二曰风，即风气入脾，传化疾速，熟腐不及，则为肠风飧泄。若症见泄泻注下，腹胁虚满，肠鸣腹痛者，用胃风汤（人参、茯苓、川芎、官桂、当归、白芍、白术）；若见飧泄脉弦，身热，腹痛而渴者，用防风芍药汤（防风、芍药、黄芩、苍术）。

三曰冷，土性喜温而恶寒，虚邪舍于肠胃，寒多则肠鸣飧泄，食不化，治以芎䓖丸（芎䓖、神曲、白术、附子）或吴茱萸散（吴茱萸、干姜、甘草、肉豆蔻、砂仁、神曲、白术、厚朴、陈皮、良姜）。

③医案集锦

案例1

左氏述楚子围萧，萧将溃，无社告叔展曰，有麦面乎，有山鞠䓖乎，意欲令逃水中以避，是知芎䓖能除湿。予常加术、附以制方，治脾湿而泻者，万无不中，此药亦治飧泄。（《金匮翼·泄泻》，尤在泾引许叔微治泄泻经验）

案例2

恼怒伤中，湿热乘之，脾气不运，水谷并趋大肠，亦可致泻。腹中微疼，脉窒不和，治在中焦。加木瓜一味，兼能疏肝。处方：藿梗、川厚朴、神曲、泽泻、茯苓、陈皮、扁豆、木瓜。（《静香楼医案·泄泻门》）

案例3

顷年有一亲识，每五更初欲晓时，必溏泄一次，如是数月。有人云：此名肾泄，感阴气而然，得五味子散顿愈。（《金匮翼·泄泻》，许叔微治泄泻案）

案例4

李东垣治病脾胃久衰案例，视听半失，气短精神不足，此由阳气衰弱，不得舒伸，伏匿于阴中耳。癸卯岁六七月间，淫雨阴寒，逾月不止，时人多病泄利。一日予体重肢节疼痛，大便泄下，而小便闭塞。治法诸泄利，小便不利，先分利之。又云：治湿不利小便，非其治也。噫！圣人之法，布在方策，其不尽者，可以意求耳。今客邪寒湿之淫，从外而入里，若用淡渗之剂以除之，是降之又降，复益其阴，而重竭其阳，则阳气愈削而精神愈短矣。故必用升阳风药，羌活、独活、柴胡、升麻各一钱，防风、葛根半钱，炙甘草半钱，同㕮咀，水二盏，煎至一盏，去滓稍热服。大法云：湿寒之胜，助风以平之。又曰：下者举之，得阳气升腾而去矣。又云：客者除之，是因曲而为之直也。医不达升降浮沉之理，而一概施治，其愈者幸也。(《金匮翼·泄泻》，尤在泾引李东垣治泄泻案)

按语： 前两案为泄泻实证：一为湿泄，是芎劳丸的适应证；二为热泄，治以清解。后两案为泄泻虚证，治疗重在补脾肾：一者肾泄，旨在温肾；二者为脾虚所导致的泄泻伴小便闭塞，治用升阳除湿汤升清降浊。

6. 肝胆病证

（1）黄疸

《金匮要略》中将黄疸划分为黄疸、谷疸、酒疸、女劳疸、黑疸，认为"黄家所得，从湿得之"。宋代韩祗和在《伤寒微旨论》中提出"阴黄"一证。清代程钟龄在此基础上创制茵陈术附汤，为治疗阴黄的代表方剂。尤在泾将黄疸分为黄疸、谷疸、酒疸、女劳疸、阴黄、虚黄、表邪发黄和急黄。前面六种黄疸属于内伤发黄，后面两种黄疸属于外邪致黄。

①论黄多从湿中求，内伤发黄辨虚实：在内伤黄疸中，黄疸、谷疸、酒疸属于黄疸实证。如果失治误治，损伤脾胃，或色欲伤肾，脾肾俱病，正气亏虚者，则会变成女劳疸、黑疸、阴黄、虚黄，属于黄疸虚证。

黄疸： 尤在泾认为，黄疸应分别湿和热的比重。若脾胃积热，复受风湿，瘀结不散，湿热蒸郁，或伤寒无汗，瘀热在里，症见已食如饥，但欲安卧，一身面目及爪甲小便尽黄者，治疗时应以清热为主、祛湿为辅。若面色微黄，身体青黑色者，治疗时应以祛湿为主、清热为辅。可选用加减五苓散（茵陈、猪苓、白术、赤茯苓、泽泻）、大茵陈汤（茵陈、大黄、栀子）、搐鼻瓜蒂散（瓜蒂、母丁香、黍米、赤小豆）和孟诜方（瓜蒂、丁香、赤小豆）。

谷疸： 始于风寒而成于饮食。《金匮要略·黄疸病脉证并治》中详述了其病因病机，即"风寒相搏，食谷即眩，谷气不消，胃中苦浊，浊气下流，小便不通，阴被其寒，热流膀胱，身体尽黄"，症见寒热不食，食即头眩，心胸不安。治疗时，若见气实便闭者，仍可选用大茵陈汤；若见心下痞满，四肢困倦，身目俱黄，心神烦乱，兀兀欲吐，饮食难化，小便发热者，可用茯苓茵陈栀子汤（茵陈、茯苓、栀子、苍术、白术、黄连、枳壳、猪苓、泽泻、陈皮、防己、黄芩、青皮）；若见食劳，面黄虚肿，痃癖气块者，用胆矾丸（胆矾、黄蜡、大枣）；若见湿热黄病，用助脾去湿方（针砂、陈粳米、百草霜）、脾劳黄病方（针砂、干漆、香附、平胃散）、黄病有积神方（苍术、厚朴、橘红、甘草、山楂肉、茯苓、麦芽、槟榔、绿矾）。

酒疸： 多由大醉当风或入水所致。因酒湿之毒，为风水所遏，不得宣发，蒸郁发黄，症见小便不利，心中懊恼而热，不能食，时时欲吐，面目黄，或发赤斑。若见心中懊恼，小便黄赤者，用茵陈蒿汤（茵陈、葛根、赤茯苓、升麻、秦艽、栝楼根、栀子）。若见懊恼，胫肿溲黄，面发赤斑者，用大黄汤（大黄、栀子、枳实、豆豉）。此外，还可选用小麦饮（生小麦水煎取汁，顿服）或葛根汤（干葛、栀子、枳实、豆豉、炙甘草）治疗。

女劳疸： 多为色欲伤肾所致，症见额上黑，微汗出，手足心热，薄暮即发，膀胱急，小便自利（《金匮要略》）。若病情进一步发展，脾与肾俱病者，则变为黑疸（《仁斋直指方论》）。女劳疸若见体重不眠，眼赤如朱，心下块起若痕，治疗需灸心俞、关元二七壮，及烙舌下，以妇人内衣烧灰，酒服二钱。

阴黄：多因失治、误治得之。病人发黄后，服下药太过，损伤脾胃，津液亡失，渴饮水浆，脾土为阴湿所加，与热邪相会则发黄，症见两手脉沉细迟，身体逆冷，皮肤粟起，或呕吐，舌上有苔，烦躁，欲坐卧泥水中，遍身发黄，小便赤少，当治以温药。若身黄，脉沉细数，身热而手足寒，喘呕，烦躁，不渴者，用茵陈橘皮汤（茵陈、橘红、生姜、半夏、茯苓、白术）。若发黄，脉沉细，四肢及遍身冷者，用小茵陈汤（附子、炙甘草、茵陈）。若身冷面黄，脉沉细无力，或泄，自汗，小便清白，用茵陈理中汤（人参、白术、炮姜、炙甘草、茵陈）。

虚黄：因内伤劳役，饥饱失时，中气大伤所致，病在中气之虚，症见小便自利，脉息无力，神思困倦，言语轻微，或怔忡眩晕，畏寒少食，四肢不举，或大便不实，小便如膏，治疗时应补脾温中。若男子萎黄，小便自利者，用小建中汤；若内伤劳役，饮食失节，中州寒变者，可用小建中汤、理中汤或大建中汤。

②外邪致黄分缓急，渗利发汗清湿毒

表邪发黄：因伤寒当汗不汗而发黄。表邪发黄，其邪在表者，必发热身痛，宜急汗之，可用麻黄连翘赤小豆汤（麻黄、连翘、炙甘草、生姜、赤小豆、杏仁、生梓白皮、大枣）发汗。在表之里，宜渗利之，用茵陈五苓散（茵陈蒿、五苓散）。在半表半里，宜和解之，用柴胡茵陈五苓散（五苓散、茵陈、车前子、木通、柴胡）。在里者，必烦热而渴，若阳明热邪内郁者，必痞结胀闷，宜急下之。

急黄：因脾胃本有蓄热，谷气郁蒸，而复客气热毒所加引起，症见猝然发黄，心满气喘，为极危重症，用瓜蒂散（瓜蒂、赤小豆、丁香、黍米、薰陆香、麝香、青布）下黄水，其黄则平。

③医案集锦

案例1

寇宗奭治一僧，因伤寒发汗不彻，有留热，面身皆黄，多热，期年不愈方。茵陈、山栀（各三分），秦艽、升麻（各四钱）为散，每用三钱，水四合，去滓，食后温服。五日病减，二十日悉去。（《金匮翼·疸症》，尤在泾引寇宗奭治僧人案）

案例2

夏有篙师病黄症，鼻内酸疼，身与目黄如金色，小便赤涩，大便如常，此病不在脏腑，乃黄入清道中也。若服大黄则必腹胀为逆，当瓜蒂散搐之，令鼻中黄水出尽则愈。（《金匮翼·疸症》）

案例3

宗室赵彦才下血，面如蜡，不进食，盖酒病致此。授胆矾丸服之，终剂而血止，面色鲜润，食亦如常。（《金匮翼·疸症》）

案例4

脱力劳伤，面黄能食，四肢无力，用造酒曲丸平胃散，加皂矾（煅透）、针砂，淡醋汤下十丸，日二。（《金匮翼·疸症》）

案例5

女劳疸气短声沉者，取妇女月经布和血烧灰，空腹酒服方寸匕，日再，不过三日必瘥。（《金匮翼·疸症》）

案例6

面黑目黄，脉数而微，足寒至膝，皮肤爪甲不仁。其病深入少阴，而其邪则仍自酒湿得之及女劳也。处方：肾气丸。（《静香楼医案·黄疸门》）

案例7

面目身体悉黄，而中无痞闷，小便自利。此仲景所谓虚黄也，即以仲景法治之。处方：桂枝、黄芪、白芍、茯苓、生姜、炙甘草、大枣。(《静香楼医案·黄疸门》)

案例8

湿停热聚，上逆则咽嗌不利，外见则身目为黄，下注则溺赤而痛。处方：茵陈、厚朴、豆豉、木通、猪苓、橘红、茯苓、黑栀。(《静香楼医案·黄疸门》)

案例9

罗谦甫治真定韩君祥，暑月劳役过度，渴饮凉茶及食冷物，遂病头身肢节沉重疼痛，汗下寒凉屡投不应。转变身目俱黄，背恶寒，皮肤冷，心下硬、按之痛，脉紧细、按之空虚，两寸脉短不及本位。此症得之因时热而多饮冷，加以寒凉过剂，助水乘心，反来侮土，先伤其母，后及其子，经所谓薄所不胜，而乘所胜也。时值霖霪，湿寒相合，此为阴黄，以茵陈附子干姜汤主之。煎服一两，前症减半，再服悉愈。又与理中汤服之，数日得平复。(《金匮翼·疸症》，尤在泾引罗谦甫治韩君祥案)

按语： 尤在泾治疗黄疸以清利湿邪为主，善用茵陈类方剂。其搐鼻法取"其高者因而越之"之意，使上部湿邪从上而出，因其简便易行，特别适用于急黄病人。对于阴黄，以温药治之，所谓"寒淫于内，治以甘热，佐以苦辛"，"湿淫所胜，平以苦热，以淡渗之，以苦燥之"，选用茵陈附子干姜汤、茵陈理中汤等治疗。此外，尤在泾遣方有固护先后天之本的特点，在治疗中，稳健脾胃，充盛肾气，二者无事，病即轻合。

（2）胁痛

①治病求本，当分虚实：胁痛的记载，最早见于《素问·脏气法时论》"肝病者，两胁下痛引少腹，令人善怒"，认为本病的发生主要与肝胆有关。巢

元方的《诸病源候论》也认为，胁痛的发病主要与肝、胆、肾有关，言"胸胁痛者，由胆与肝及肾之支脉虚，为寒气所乘故也"。张景岳在《景岳全书》中进一步指出，胁痛与情志、饮食、房劳有关，并将胁痛分为外感和内伤两大类。

尤在泾认为，胁痛者当分虚实：其实者，为肝郁、肝火、瘀血、气结所致，其虚者为肝虚、肾虚引起。就脏腑而言，两胁为厥阴肝经所主，肝之脉贯膈布胁肋，因此胁痛一病多以肝论治。另外，胁痛也可由肾虚所引起，肾为气之根，肾虚则纳气失司，气停则血滞而作痛。

肝郁胁痛者，多由悲哀恼怒，情志不遂，郁伤肝气而作痛；肝火胁痛者，多见于善怒之人，肝气实所致；污血胁痛者，多有跌仆损伤病史，使瘀血归于胁下，故而作痛。《内经》所论"息积"，即症见胁下满，气逆。此证病位不在胃，不妨碍饮食，实为气聚于胁下，息而不消，积而不散，故满逆而为病。肝虚胁痛者，多为肝阴不足，阴虚则脉细急，肝之脉贯膈布胁肋，阴虚血燥，则经脉失养而痛。肾虚胸胁痛者，多由房劳过度，肾气虚弱所致，肾虚不能纳气，气虚则血滞而痛。

②辨证多变，多涉肝肾：尤在泾认为，胁痛的治疗，不应局限于"左胁之痛，多因留血，右胁之痛，悉是痰积"之说，而需仔细辨证，随证治之。

肝郁胁痛：症见两胁疼痛，筋脉拘急，腰脚重滞，用枳壳煮散（枳壳、细辛、桔梗、防风、川芎、葛根），或柴胡疏肝散（柴胡、陈皮、川芎、芍药、枳壳、香附、炙甘草）；若见郁怒伤肝，发为腰痛，用调肝散（半夏、辣桂、宣木瓜、当归、川芎、牛膝、北细辛、石菖蒲、酸枣仁、甘草）；若见七情所伤，中脘不快，腹胁胀满者，用《良方》香橘汤（香附、橘红、半夏、炙甘草）。

肝火胁痛：其人善怒，症见口苦口酸，烦热，口渴，或二便热涩不通，脉弦急数，用龙荟丸方（龙胆草、当归、栀子、黄连、黄柏、黄芩、大黄、青黛、芦荟、木香、麝香）。

污血胁痛： 症见疼痛昼轻夜重，或午后发热，喘逆，脉短涩或脉搏坚，用东垣复元活血汤（柴胡、栝楼根、当归、红花、甘草、穿山甲、大黄、桃仁）。妇人胁痛者，可用芍药散（白芍药、延胡索、肉桂、香附）。

息积： 症见右胁痛，胀满不食，用推气散（片姜黄、枳壳、桂心、炙甘草）；若见胁下气逆满闷，用赤茯苓汤（赤茯苓、桂心、陈皮、高良姜、大腹皮、吴茱萸、甘草）。此外，还可选用白术丸（白术、枳实、桂心、人参、陈皮、甘草、桔梗）治疗。

肝虚胁痛： 症见胁下筋急，不得太息，目昏不明，爪枯色青，遇劳则甚，或忍饥即发，用滑氏补肝散（酸枣仁、熟地黄、白术、当归、山茱萸、山药、川芎、木瓜、独活、五味）、补肝汤（干地黄、白芍、当归、陈皮、川芎、甘草），还可用阿胶、鸡子黄等甘酸之品，补肝体之用。

肾虚胸胁痛： 症见胸胁之间，多有隐隐微痛，宜用熟地黄、补骨脂之类补肾，阿胶、川芎、当归之类和血。

③医案集锦

案例1

胁疼遇春即发，过之即止，此肝病也。春三月肝木司令，肝阳方张，而阴不能从，则其气有不达之处，故痛；夏秋冬肝气就衰，与阴适协，故不痛也。处方：阿胶、白芍、茯苓、牡丹皮、茜草、炙甘草、鲍鱼汤代水。（《静香楼医案·肢体诸痛门》）

案例2

曾有一人胁痛连膈，进诸药味，并大便导之，其痛殊甚，后用辛热补剂，下黑锡丹方愈。此乃肝肾虚冷作痛，愈疏而愈虚耳。（《金匮翼·胁痛》）

案例3

一人性躁，夏月受热，忽左胁间痛，皮肤红如碗大，发水泡疮三五点，脉弦数，医作肝经郁火治之，用黄连、青皮、香附、川芎、柴胡之类，进一剂痛益甚，且增热，皮红大如盘，水泡疮又加至三十余粒。医以水调白郁金末敷，于前剂加青黛、龙胆进之，夜痛益甚，胁中如钩摘之状。次早视之，红已及半身矣，水泡又增至百数。后询黄古潭乃以大瓜蒌一枚，连皮捣烂，加粉草二钱，红花五分，药进而痛止。盖前药苦寒，益资其燥，瓜蒌之为物，柔而润清，于郁不逆，甘缓润下，故奏效捷也。(《金匮翼·胁痛》)

按语：上述三案胁痛，辨证不一，治法各异。对于虚证胁痛，若因肝阴虚或肝肾虚冷所致，尤在泾治以阿胶、白芍之品补肝之体，或辛热之剂黑锡丹补肝之用。对于实证胁痛，若因气郁血瘀所引起，尤在泾治以瓜蒌、红花、甘草之品活血开郁。胁痛一病，虚实有别，寒热异治，临床不可不辨。

（3）疟疾

①客于营卫，不离少阳：疟疾病名，首见于《内经》，指出疟疾是由"疟气"所致，并记载了疟疾发作时的典型表现。如《素问·疟论》曰："疟之始发也，先起于毫毛，伸欠乃作，寒栗鼓颔，腰脊俱痛，寒去则内外皆热，头痛如破，渴欲冷饮。"《金匮要略》中阐释了瘅疟、温疟、牝疟等疟疾分型的治疗，所载鳖甲煎丸沿用至今。《肘后备急方》明确提出，青蒿为治疟要药，并阐释了其炮制方法。《备急千金要方》除记载常山、蜀漆等截疟方药外，还用马鞭草治疟。

尤在泾认为，疟疾的病因，在于风寒暑湿之邪客于营卫。他指出，营卫之气，日行一周，历五脏六腑、十二经络之界分。邪气客舍，与日行之卫气相遇则病发作，相离则病休止，所以发作有时。从脏腑来看，少阳胆为风木之腑，疟家寒热之邪，必归少阳，因此，疟疾的脉象多见弦脉。

根据疟疾成因之不同，尤在泾将其分为9种类型：风疟、温疟、湿疟、瘅疟、牡疟、痰疟、食疟、虚疟、痎疟。风疟，为感受风邪所致，多见于春天。温疟，病位在肾，因冬日受风，寒气藏于骨髓之中，至春夏阳气升发，邪气与汗皆出所致。湿疟，多因汗出复浴，湿邪舍皮肤，或冒雨湿所致。瘅疟，独热而无寒，《金匮要略·疟病脉证并治第四》释名曰："阴气孤绝，阳气独发，则热而少气烦冤，手足热而欲呕，名曰瘅疟。"牡疟，即《金匮要略》"牝疟"，以寒证居多，多为素体痰多，遏绝阳气于里，使不得外达，故寒多不热，虽热亦不甚。痰疟，多因夏月乘凉饮冷及卧湿地，饥饱失时，脾胃不和，痰积中脘所致。食疟，又名胃疟，多因饮食无节，伤胃而成。虚疟，或因体虚而病疟，或因疟则致虚，其六脉微弱，神气倦怠。痎疟，又名老疟，三日一发，其邪气深固，难以发越；有累年不愈者，亦曰三阴疟，其病位可在三阴、三阳及胁下。

②祛邪截疟，取汗为要：尤在泾认为，疟疾的治疗当以祛邪截疟为基本治则。疟邪必从汗出，邪在阴者，必汗出至足为佳，但不用麻黄、葛根之类发汗，只需开郁通经，其邪热散而为汗即可。对于疟疾虚证，需用人参、黄芪、当归和地黄之品扶养正气，才能得汗而愈。

对于疟疾的转归及预后，尤在泾指出，凡疟病自阴而渐阳、自迟而渐早者，为疾病由重转轻。凡自早而渐迟、自阳而渐阴者，为疾病由轻转重。凡感邪极深，发作愈迟者，必使渐早渐近，方是佳兆。因此该疾病的治疗，春夏较易，秋冬为难。此外，久疟不退，邪气陷入阴分，亏损营血，症见有热无寒，口燥唇干，其为传劳瘵，脉散大或细数者，多为危候。

风疟：症见脉浮、多汗、恶风者，治以解散风邪。

温疟：先热后寒，可与桂枝白虎汤（知母、甘草、石膏、桂枝、粳米）。若见壮热不能食者，用知母鳖甲汤（知母、鳖甲、地骨皮、常山、竹叶、石膏）。

湿疟：症见寒热身重，肢节烦疼，胀满，善呕，自汗，可与除湿汤

（半夏、厚朴、苍术、白术、藿香、橘红、白茯苓、甘草）。

瘅疟： 症见发热而少气烦冤，手足热而欲呕，用《备急》竹叶常山汤（常山、淡竹叶、小麦）。

牡疟： 症见寒多不热，用牡蛎汤（牡蛎、麻黄、蜀漆、甘草）。

痰疟： 症见胸痞呕吐，眩晕，脉弦滑，用常山散、四兽饮（半夏、茯苓、人参、草果、陈皮、甘草、乌梅肉、白术）。

食疟： 症见腹痛，中满不能食，食则呕逆，嗳腐吞酸，其脉气口独盛者，用平胃散加草果、砂仁。

虚疟： 症见神气倦怠，六脉微弱，用补中益气汤，小建中汤。若虚疟、久疟，症见少气不食，遇劳即发，经年不瘥者用人参乌梅散（人参、乌梅、黄芪、当归、茯苓、陈皮、鳖甲、制首乌、白术）。

痎疟： 用《千金》常山丸（常山、鳖甲、知母、甘草）。其中胁下有块者，为疟母，用鳖甲丸（鳖甲、香附、三棱、蓬术、常山、阿魏）。

③医案集锦

案例1

梁溪王兴甫偶食牛肉，觉不快，后遂发疟，饮食渐减，至食不下咽，已而水饮亦不下，白汤过喉间，呕出作碧色。药不受，小便一滴如赤茶，大便秘，医皆束手。仲淳忽至，视之，令仰卧，以指按至心下偏右，大叫，因询得其由。用丸药一服，至喉辄不呕，水道渐通。次日下黑物数块如铁，其病如失。丸药用矾红和平胃散作末，枣肉为丸，白汤下三钱。（《金匮翼·疟疾》，尤在泾引缪仲淳治王兴甫案）

案例2

有中年人，脏腑久虚，大便常滑，忽得疟疾，呕吐异常，惟专用人参为能止呕，其他疟药并不可施，遂以二陈汤加人参、缩砂，倍用白豆蔻一二服，病患因自觉气脉顿平，于是寒热不作。（《金匮翼·疟疾》）

案例 3

暑风成疟，恶心胸满，和解则愈。处方：半夏、黄芩、茯苓、知母、厚朴、陈皮、竹叶、生姜。(《静香楼医案·疟疾门》)

案例 4

暑风相搏，发为时疟，胸满作哕，汗不至足，邪气尚未清解。当以苦辛温法治之。处方：藿香、半夏、杏仁、通草、厚朴、广皮、竹叶。(《静香楼医案·疟疾门》)

案例 5

疟发而上下血溢，责之中虚，而邪又扰之也。血去既多，疟邪尚炽，中原之扰，犹未已也，谁能必其血之不复来耶。谨按古法，中虚血脱之证，从无独任血药之理。而疟病经久，亦必固其中气。兹拟理中一法，止血在是，止疟亦在是，惟高明裁之。处方：人参、白术、炮姜、炙甘草。(《静香楼医案·疟疾门》)

案例 6

三疟，是邪伏阴分而发，非和解可愈。久发不止，补剂必兼升阳，引伏邪至阳分乃愈。处方：人参、归身、鹿角胶、杞子、鹿茸、附子、茯苓、沙苑。(《静香楼医案·疟疾门》)

案例 7

疟后，胁下积癖作疼，夜热口干溺赤，阴虚邪伏，宜鳖甲煎。处方：鳖甲、白芍、青皮、牡丹皮、首乌、柴胡、知母、炙甘草。(《静香楼医案·疟疾门》)

案例 8

疟后，胁下积痞不消，下连少腹作胀，此肝邪也，当以法疏利之。处方：人参、柴胡、青皮、桃仁、茯苓、半夏、甘草、牡蛎、黄芩、生姜。(《静香楼医案·疟疾门》)

案例 9

疟止复发，汗多作呕，中气虚逆，宜益阳明。处方：半夏、茯苓、广皮、人参、石斛、芦根、姜汁。(《静香楼医案·疟疾门》)

按语：尤在泾治疗疟疾，重点在于祛邪截疟，使疟邪得汗而解。由上案可知，对于疟疾实证，需要分辨是食积、痰涎、暑湿，还是邪客少阳、积痞不消等，以祛邪为主，或加入人参之品兼顾扶正，邪去则正安。

此外，尤在泾在祛邪的同时，十分注重固护人体正气。对于疟疾虚证，若以中阳虚损为主，则选理中汤；若痰疟深入阴分，久发不止，则应用大剂人参、鹿角胶、鹿茸、附子、当归等补阳之品，引阴邪出阳分。若其人本阴虚，则加入鳖甲、制首乌、知母等药物滋阴清热。若久病阴阳两亏，则应选用人参乌梅散滋阴和阳。

7. 肾膀胱病证

（1）水肿

①师法仲景，证分五型：水肿一病，在《内经》中早有记载，并根据症状分为风水、石水、肾水等。《素问·至真要大论》指出："诸湿肿满，皆属于脾。"此外，还有水肿病"其本在肾，其末在肺"之说，治则为"去菀陈莝""开鬼门，洁净府"等。在《金匮要略》中，张仲景将水肿分为风水、皮水、石水、正水和黄汗五型，又根据五脏发病的特点，分为心水、肝水、肺水、脾水和肾水。

尤在泾效法张仲景，将水肿分为风水、皮水、石水、肾水，还论及妇人之水病等。风水，水为风激而上行，面目、四肢皆肿，骨节疼痛，恶风，脉象浮洪。皮水，多因肺气郁闭所致，水不下行而泛滥皮肤，症状与风水相似，但不恶风。石水，因膀胱不利引起，症见四肢瘦，腹肿大。肾水，多为肾阳虚弱，或脾胃虚弱，水无所制而肿，症见肢体浮肿，咳嗽喘急，腰重足冷，小便不利。

②发汗利尿，调肺脾肾：《金匮要略·水气病脉证并治第十四》云："诸有水者，腰以下肿，当利小便，腰以上肿，当发汗乃愈。"尤在泾治疗水肿，亦以发汗、利尿和泻下逐水为基本原则。

风水：尤在泾认为，风水治疗宜驱散风气，以辛散之，以苦泻之，以淡渗利之，使上下分消其湿。可选用用香薷丸、薷术丸、五加皮散（五加皮、地骨皮、生姜皮、大腹皮、茯苓皮）。若为风水夹寒，用麻黄附子汤（麻黄、甘草、附子）。风水夹热，用越婢汤（麻黄、石膏、生姜、大枣、甘草）。

皮水：症见大腹水肿，上气，小便赤涩，颈脉动，不得卧者，用崔氏方（苦葶苈、杏仁、大枣）。若面目、四肢俱肿，气息喘急，眠卧不安，小便渐涩，腹胀气闷，水不入口，命垂绝者，用葶苈散（椒目、猪苓、泽泻、牵牛、苦葶苈）；若见通身浮肿，喘闷不便，用海藻散（海藻、大戟、大黄、续随子）。此外，还可选用防己茯苓汤（防己、黄芪、桂枝、茯苓、甘草）、白前汤（白前、紫菀、半夏、泽漆根）等。

石水：选用《千金》方（桑白皮、射干、茯苓、黄芩、泽泻、白术、泽漆、防己、大豆）、鲤鱼泽漆汤（鲤鱼、泽漆、茯苓、桑白皮、泽泻）、禹功散（黑丑、茴香）。

肾水：选用金匮肾气丸（白茯苓、附子、牛膝、官桂、泽泻、车前子、山萸肉、山药、牡丹皮、熟地黄）。

妇人水病：有先经水断后病水，名曰血分，此病难治。先病水后经水断，名曰水分，此病易治，去水其经自下。病在血分者，瘀血凝滞，血化为水，症见四肢浮肿，皮血赤纹，用调荣饮（蓬术、川芎、当归、延胡索、槟榔、陈皮、赤芍、桑皮、大腹皮、赤茯苓、葶苈、瞿麦、大黄、细辛、官桂、甘草）。

③医案集锦

案例 1

腹胀，面浮，跗肿，食不下，欲呕，脾虚受湿，健运失常，非轻证也。处方：茅术、茯苓、广皮、桑皮、木通、厚朴、泽泻、半夏、猪苓。(《静香楼医案·肿胀门》)

案例 2

面黑，目黄，腹满，足肿，囊肿，湿热壅滞，从脾及肾，病深难治。处方：苍术、制大黄、厚朴、陈皮、木通、茵陈、猪苓、椒目、泽泻。(《静香楼医案·肿胀门》)

案例 3

卧则喘息有音，此肿胀，乃气壅于上，宜用古人开鬼门之法，以治肺通表。处方：麻黄、杏仁、薏苡仁、甘草。(《静香楼医案·肿胀门》)

案例 4

风湿相搏，面浮，腹满，足肿，大小便不利。处方：杏仁、苏子、厚朴、陈皮、猪苓、大腹皮、姜皮、木通。(《静香楼医案·肿胀门》)

案例 5

肿胀之病，而二便如常，肢冷气喘，是非行气逐水之法所能愈者矣，当用肾气丸，行阳化水。然亦剧病也。处方：肾气丸。(《静香楼医案·肿胀门》)

按语： 由上案可知，尤在泾治疗水肿，谨遵先贤发汗、利小便之法，从肺、脾、肾三脏调治，值得一提的是活血化瘀法在水肿病中的应用。水与血，在生理上相互依存；病理状态下，水病可致血瘀，血瘀亦可致水病。水肿日久，水气停滞，气机不利，血流不畅，即可成瘀。因此，临证诊疗时，若发汗、利水、行气、温阳之法不效，可考虑瘀水内结之证，施以活血化瘀利水之法，或有奇效。

（2）耳聋

尤在泾认为，耳为肾之苗窍，胆与胃之脉所过之处。从病因来看，耳聋可因气厥、肾虚，或风火壅闭所引起。风聋者，因经气虚，风乘之，正气不通，风邪内鼓，则耳中引痛，牵及头脑，甚者聋闭不通；厥聋者，经脉气厥耳聋，大都因肝胆气逆所致，其症必起于卒暴之间。手少阳之脉动而气厥者，见耳内烨烨焞焞。手太阳厥而耳聋者，见聋而耳内气满；肾虚耳聋者，因肾虚精少，其气不通于上，则耳聋不聪。从部位来看，耳聋又有左聋、右聋、左右俱聋之异。左聋者，多因忿怒过极，而动少阳胆火，故从左起；右聋者，多因色欲过度，致动少阴相火，故从右起。左右俱聋，因醇酒厚味无节，动阳明胃火，故从中起。

①风聋：尤在泾治疗风聋，以疏散风热为主。若见风与热合，上壅耳内，肿痛聋闭者，用犀角饮子（犀角、木通、石菖蒲、甘菊花、玄参、赤芍、赤小豆、甘草）。若风热壅盛，耳内生肿如樱桃，疼痛难忍者，用鼠粘子汤（连翘、黄芩、牛蒡子、玄参、桔梗、栀子、生甘草、龙胆草、板蓝根）。若风热壅盛，便秘心烦者，用防风通圣散。若胃中痰火壅热生风，上攻清道，耳鸣筑筑然，气闭而不通，鼻塞不利，口不知味，痰多膈热不清，脉滑数大或弦者，宜用半夏曲、橘红、甘菊、茯苓、甘草、知母、酒芩、麻黄、石膏、桔梗、桑皮之属。治风聋日久，可选用鱼脑膏（生鲤鱼脑、当归、细辛、附子、白芷、石菖蒲），或久聋方（蓖麻子、远志、乳香、磁石、皂角、生地龙、全蝎）。

②厥聋：大多为肝胆气逆所致，其气多暴，治宜泻肝胆、降逆气，用龙荟丸（当归、龙胆草、山栀、黄连、黄柏、黄芩、大黄、芦荟、青黛、木香、麝香），其药味辛香，功善通窍。

③肾虚耳聋：症见颊颧色黑，憔悴力疲，昏昏愦愦，因劳则甚，用肉苁蓉丸（肉苁蓉、附子、山茱萸、桂心、巴戟天、石斛、干地黄、熟地黄、

泽泻、菟丝子、人参、白茯苓、蛇床子、牡丹皮、当归、石菖蒲、炙甘草、黄芪、远志、芍药、防风、羊肾），或益肾散（磁石、巴戟天、川椒、沉香、石菖蒲）、大安肾丸加减。

④医案集锦

案例1

肺之络会于耳中，肺受风火，久而不清，窍与络俱为之闭，所以鼻塞不闻香臭，耳聋耳鸣不闻音声也，当清通肺气。处方：苍耳子、薄荷、桔梗、连翘、辛夷、黄芩、山栀、杏仁、甘草、木通。（《静香楼医案·诸窍门》）

案例2

少阳之脉，循耳外，走耳中。是经有风火，则耳脓而鸣，治宜清散。处方：薄荷、连翘、甘菊、芍药、黄芩、刺蒺藜、甘草、木通。（《静香楼医案·诸窍门》）

案例3

忆有戈雨亭令郎，十余岁，痘后耳渐重听，日甚一日，几与聋无异，业师薛一瓢诊之云：此必痘涉肾经，幸而收功者，所以告乏，日甚一日，为之图惟于六味丸方中，加入盐水炒紫衣核桃肉三两，盐水炒杜仲三两，石菖蒲二两，蜜丸开水下，服一料而愈。（《金匮翼·耳》，尤在泾引薛一瓢治戈雨亭令郎案）

按语： 尤在泾认为，耳聋主要因风火壅闭、气厥、肾虚所引起，主要责之肺、肝胆、脾胃和肾。上述三案，或因肺经、三焦经脉风火，或因肾虚，或虚或实，临证需细分。

（3）齿痛

尤在泾认为，牙齿为骨之所终，髓之所养。手足阳明之支脉入于齿，故骨髓之气不足，与阳明之脉虚，风冷乘之而痛者，称为风痛；虫居齿根，侵蚀不已，传受余齿而痛者，称为虫痛；足少阴脉虚，不能荣养于骨，因呼吸风寒，或饮嗽寒水而痛者，称为肾虚齿风痛。尤在泾治疗齿痛，重点在于祛风、补肾，虫痛则用杀虫之法。

①风痛：症见齿龈多肿或赤，得风则痛甚，应施以祛风之剂，可选用皂荚汤（皂荚、露蜂房、盐）、当归连翘饮（当归、川芎、连翘、生地黄、防风、荆芥、白芷、羌活、黄芩、黑山栀、枳壳、甘草、细辛），或东垣蝎梢散（麻黄、白芷、羌活、防风、藁本、柴胡、升麻、当归、蝎梢、生地黄、细辛、草豆蔻、羊胫骨灰）。

②虚痛：其齿痛不显，悠悠戚戚，无甚大痛，久不愈，施以补肾之剂，选用地黄丸（人参、山茱萸、生地黄、白蜜、枸杞根、白茯苓）、八味丸、安肾丸（肉桂、川乌头、桃仁、白蒺藜、巴戟天、山药、茯苓、肉苁蓉、石斛、萆薢、白术、补骨脂）。肾虚阴火上冲作痛者，症见悠悠戚戚，无甚大痛，亦久而不已，手足冷，腰膝软痛，气上冲，头面热色赤，颈筋粗大，舌不大赤，龈不甚肿，施以七味汤加骨碎补、牛膝。

③虫痛：见齿龈有窍，甚则摇动宣露，根肿出脓汁，施以杀虫之剂，选用白矾散（白矾、熊胆、蟾酥、雄黄、麝香）、牛膝散（牛膝）等。

除此之外，常可见虚实夹杂，外风内虚之证，施以补肾祛风之剂，如地黄丸（生地黄、白茯苓、防风、独活、枸杞子、山药）、地骨皮汤（地骨皮、生地黄、干地黄、细辛、戎盐）、地黄汤等。

④医案：

肾虚齿痛，入暮则发，非风非火，清散无益。加减八味丸，每服三钱盐花汤下。（《静香楼医案·诸窍门》）

按语：该案齿痛入暮则发，为肾阳亏虚所引起，据所用八味丸，以方测证。临证还可见齿痛不显，悠悠戚戚，经久不愈等特点。

（4）腰痛

①辨证不离虚实寒热：《素问·脉要精微论》曰："腰者，肾之府。"《金匮要略·五脏风寒积聚病脉证并治第十一》中用甘姜苓术汤治疗肾着之病："其人身体重，腰中冷，如坐水中，形如水状……腰以下冷痛，腹重如带五千钱。"朱丹溪提出湿热、肾虚、瘀血、挫闪和痰积都能引起腰痛。

尤在泾认为，腰痛可因风虚、湿冷、湿热、瘀血、食积和肾虚所导致。风虚腰痛者，多因肾虚而风冷乘之。如失治，则流入脚膝，发展为偏枯冷痹缓弱之疾。湿冷腰痛者，多得之于坐卧湿冷。湿热腰痛者，得之于醇酒厚味，内伤中气，湿热蕴积，流注肾经，令人疼痛。食积腰痛者，食滞于脾而气滞于肾，或醉饱入房太甚，酒食积于少阴得之。瘀血腰痛者，多为闪挫及强力举重之。肾虚腰痛者，为精气不足，足少阴经脉亏虚而痛。

②论治重在祛邪固本：尤在泾认为，"邪之所凑，其气必虚，留而不去，其病则实"，故治疗虚损腰痛多以补肾固本为主，而治疗实邪腰痛则祛除病邪、佐以补虚。

风虚腰痛：症见腰痛拘急且酸，上连脊背，尺脉虚浮，用独活寄生汤（独活、细辛、牛膝、桑寄生、秦艽、茯苓、白芍、人参、熟地黄、防风、杜仲、川芎、当归、桂心、甘草）；若为肾虚内有风热，腰痛，或大小便不通者，用甘豆汤（生甘草、黑大豆）；若为肾脏风，攻注脚膝痛，用连珠甘遂、木鳖子治疗。

湿冷腰痛：痛而冷重，遇阴或久坐则甚，用肾着汤、生附汤（附子、苍术、杜仲、生干姜、白术、茯苓、牛膝、厚朴、甘草）；若为冷湿流注，腰疼不可屈伸，用牵牛丸（黑丑、延胡索、补骨脂）；若水气流注腰痛，用子和禹功散（黑丑、茴香）。

湿热腰痛：症见疼痛沉重，遇天阴或久坐而发，脉缓，用东垣苍术汤（苍术、柴胡、防风、黄柏）；若为湿热腰腿痛，用丹溪方（龟板、苍术、黄柏、苍耳、威灵仙、侧柏）。

食积腰痛：其腰痛难以俯仰，舌苔厚腻，可用神曲酒、青娥丸。

瘀血腰痛：疼痛突发，不能转侧，日轻夜重，脉涩，用茴香酒（补骨脂、茴香、辣桂）、《太平惠民和剂局方》复元通气散（舶上茴香、穿山甲、延胡索、白牵牛、甘草、陈皮、楠木香）。

肾虚腰痛：症见形羸气少，行立不支，而卧息少可，无甚大痛，而悠悠戚戚，屡发不已，用《普济本事方》麋茸丸（麋茸、菟丝子、舶茴香）、青娥丸（补骨脂、杜仲、胡桃肉）、无比山药丸（赤石脂、茯苓、山茱萸、巴戟天、牛膝、熟地黄、干地黄、泽泻、菟丝、杜仲、山药、五味子、肉苁蓉）。

③医案集锦

案例1

壬子年在毗陵，有马姓人鬻酒，久不见，因询其亲，云：宿患肾脏风，今一足发肿如瓠，自腰以下，巨细通为一律，痛不可忍，卧欲转侧，必两人挟持方可动，或者欲以铍刀决之。予曰：未可，予有药当合以赠，与连珠甘遂、木鳖子，如法服之，辰巳间下脓如水晶者数升，即时痛止肿退，一月挂拐而行。予再以赤乌散，充涂贴其膝方愈。后十年过毗陵，率其子列拜以谢云：向年脚疾，至今不复作，虽积年肾脏风，并已失去，今健步自若矣。（《金匮翼·腰痛》）

案例2

一姓顾妇女，患肾虚腰痛，用猪腰二枚，破开，纳盐水炒杜仲末缝好，煮熟去药，任意服之而愈。（《金匮翼·腰痛》）

案例3

风气乘虚入于肾络，腰中痛引背胁，宜寄生汤补虚通络祛风。处方：生地黄、当归身、黑大豆、独活、山药、白蒺藜、杜仲、炙甘草、桑寄生。（《静香楼医案·肢体诸痛门》）

案例 4

脉数，耳鸣，吐痰，天柱与腰膝酸痛，两足常冷，病属阴亏阳升，法当填补实下。处方：熟地黄、鹿角霜、菟丝子、山药、山萸肉、枸杞子、龟板胶。（《静香楼医案·肢体诸痛门》）

按语： 尤在泾认为，腰痛可因风虚、湿冷、湿热、肾虚、食积、瘀血所导致，临证首辨虚实。上案或为风虚腰痛，为虚实夹杂之证，治以祛风补虚；或为肾虚所导致，治以温补或阴阳双补。

（5）癃闭

①师法前贤，责之脾肺肾：癃闭病名，首见于《内经》，认为病因在于外邪伤肾及饮食不节。张仲景在《伤寒杂病论》中提出，该病的病机主要有膀胱气化不利、水湿互结、瘀血夹热及脾肾两虚。孙思邈在《千金要方》中记载了治疗小便不通的导尿术。朱丹溪认为，本病不论气虚、血虚、实热、痰闭，皆宜吐之以提其气，气升则水自降，譬之滴水之器，必使上窍通而后下窍之水出，故常运用探吐法治疗小便不通。

尤在泾总结前人经验，认为癃闭原因有三：一者大便泻而小便涩，为津液偏渗。二者热搏下焦，湿热不行。三者脾胃气涩，不能通调水道，下输膀胱。其中津液偏渗，有脾肺之分；湿热不行，亦有肾与膀胱之别。临证时则需要脉症合参。

尤在泾据此，将癃闭分为以下四类。

一为下焦蓄热。症见小便不通，腹胀气急，甚者水气上逆，心腹痛呕，乃至于死，脉象紧滑。

二为肺热不降。小便闭而不渴者，热在下焦血分，真水不足，膀胱干涸；口渴者，热在上焦气分，肺中伏火，不能生水，膀胱绝其化源。

三为下焦虚损，但有阴虚和阳虚之别。阳虚者为肾阳亏虚，二阴窍闭，大小便俱不得出。阴虚而阳不化者，症见脚膝软弱无力，阴汗阴痿，足热不能履地，不渴而小便闭。

四为转胞不得小便，胞为热所迫，或强忍小便，水气迫于胞，外水应入不得入，内水应出不得出，症见小腹急痛，不得小便。亦有虚人下焦气冷不治，胞系了戾者，宜分而治之。

②推崇丹溪，辨治立三法：在治疗上，尤在泾推崇朱丹溪的观点，认为小便不通的治疗有正治，隔二、隔三之治法。正治法，只要膀胱有热，宜用黄柏、知母之属泻膀胱。隔二之治法，若癃闭因肺燥不能生水引起，宜选用《外台秘要》百合饮子之类清肺气。隔三之治法，因脾湿不运，脾精不升而肺不生水者，应用苍术、白术之属燥脾利湿。此外，还可选用外洗、熏蒸、外敷等外治法辅助治疗。

下焦蓄热：可选用广济方（冬葵子、滑石、茯苓、通草、白茅根、芒硝）敷于脐下，也可用《圣济总录》方（独颗大蒜、栀子、盐花）贴脐。

肺热不降：口不渴者，治宜苦寒之属，以补肾与膀胱，使阴气行而阳自化，小便自通。口渴者，宜用气味俱薄淡渗之药，以泻肺火、清肺金而滋水之化源。方用百合饮子（桑白皮、通草、百合、白茅根）。

下焦阳虚不化：可用白通汤（葱白、干姜、附子）多加葱白，阳气一至，二便立通。下焦阴虚而阳不化，不可以淡渗之剂，宜苦寒之属以补肾与膀胱，使阴气行而阳自化，用滋肾丸（黄柏、知母、肉桂）。

转胞不得小便：治宜滑石散（寒水石、冬葵子、滑石、乱发灰、车前子、木通）。若有肾虚小便不通，或过服凉药而闭涩愈甚，以及虚人下元冷，胞转不得小便，膨急切痛者，可用八味丸。对于小便闭者，还可用小青菜子、炒枳壳煎汤熏洗。

（6）淋证

①肾虚胞热是病本：淋之病名，始见于《内经》。张仲景在《伤寒杂病

论》中称为"淋秘"，认为其病机是热在下焦。巢元方在《诸病源候论·淋病诸候》中提出"诸淋者，由肾虚而膀胱热故也"，并将淋证分为热淋、石淋和膏淋等。

尤在泾继承前人观点，认为淋证的病机是肾虚而膀胱热。膀胱与肾相表里，为津液之府，肾虚则小便数，膀胱热则水下涩，数而且涩，则淋沥不宣，即为淋证。症见小便数起少出，少腹弦急，痛引于脐。淋证的病因不一，可因房劳、忿怒或醇酒厚味所致。房劳者，阴虚火动；忿怒者，气动生火；醇酒厚味者，酿成湿热。积热既久，热结下焦，所以淋沥作痛。

尤在泾还把淋证分为沙石淋、劳淋、血淋、气淋和膏淋。他认为，淋证初起多为热淋、血淋，久则煎熬水液，稠浊如膏、如沙、如石，变为沙石淋。

气淋：气闭不能化水，病位在肺与膀胱，症见小腹满，尿涩常有余沥。

血淋：热在下焦，令人淋闭不通，热盛则搏于血脉，血得热而流溢，入于胞中，与溲便俱下，见小便不出，时下血，疼痛满急。

劳淋：劳伤肾气，内生虚热，热传膀胱，气不施化，以致小便淋涩作痛。此证劳倦即发，症见小便不出，小腹痛而引茎中。

膏淋：小便肥浊，色若脂膏。

沙石淋：膀胱结热，水液燥聚，有如沙石，随溺而出，大的沙石能阻碍水道，痛引小腹，令人闷绝。

②清利开郁为治则：尤在泾认为，热淋、血淋的治疗，宜散热利小便；而膏淋、沙石淋，则必须开郁行气，破血滋阴。用郁金、琥珀开郁，青皮、木香行气，蒲黄、牛膝破血，黄柏、生地黄滋阴。他还效法李东垣，因小腹乃肝肾部位，治疗小腹痛用青皮疏肝、黄柏滋肾。

气淋：可选用瞿麦汤（瞿麦、桑白皮、甘草、木通、赤茯苓、陈皮、滑石、冬葵子）、桑白皮汤（桑白皮、茅根、木通、干百合）、石韦散（石韦、赤芍、白茅根、木通、瞿麦、川芒硝、冬葵子、木香、滑石）。若因五内郁结，气失宣达，阴滞于阳而致壅闭，小腹胀满，便溺不通者，还可用沉香散（沉香、石韦、滑石、王不留行、当归、冬葵子、白芍、橘皮、甘草）。

血淋：可选用白茅根汤（白茅根、芍药、木通、车前子、滑石、黄芩、乱发、冬葵子）、鸡苏散（鸡苏叶、竹叶、滑石、木通、小蓟根、生地黄）、四汁饮（葡萄汁、生藕汁、生地黄汁、蜜）、瞿麦汤（烂滑石、赤芍、瞿麦穗、车前子、赤茯苓、石韦、桑白皮、阿胶、黄芩、生地黄、甘草、白茅根）和琥珀散。若有心气虚而热气乘之，胞络虚热，小便赤淋，用茅根饮子（茅根、茯苓、人参、干地黄）；若为心经蕴热，小便赤少，五淋塞痛，用《普济本事方》火府丹（生地黄、干地黄、黄芩、木通）；若见瘀血作淋，可用牛膝膏（牛膝、桃仁、当归尾、生地黄、赤芍、川芎）。

劳淋：可选用菟丝子丸（菟丝子、人参、黄芪、芍药、滑石、木通、车前子、黄芩、冬葵子）；若症见小腹痛，小便不利，用白芍药丸（白芍药、熟地黄、当归、鹿茸）。

膏淋：可选用磁石丸（磁石、肉苁蓉、泽泻、滑石）、《三因极一病证方论》鹿角霜丸（鹿角霜、白茯苓、秋石）。若见膏淋黄白赤黯者，用秋石丸（白茯苓、桑螵蛸、鹿角胶、秋石）。

沙石淋：可用人参散方（人参、通草、青盐、海金沙、莎草根）、海金沙散（海金沙、滑石、石膏、木通、井泉石、甘草）、鳖甲散、茅根汤（茅根、葛花、露蜂房）、《外台秘要》疗石淋方（石首鱼头、当归）。若有因忧郁气注下焦，结所食咸气而成者，症见小便郁痛不可忍，出沙石而后小便通，用《三因极一病证方论》石燕丸（石燕、石韦、瞿麦穗、滑石）。对于妇人产后诸淋，无论膏石冷热皆可用白茅汤（白茅根、瞿麦、白茯苓、滑石、人参、蒲黄、桃胶、冬葵子、甘草、紫贝、石首鱼头中骨）。

（7）疝证

①病本在肝，多从寒中求：尤在泾认为，疝证的发病主要与肝有关，其病因不离寒、湿、热三邪。寒则急，热则纵，湿则肿，而以寒气为之主。其中有热者，为寒邪郁久化热所致。

对于疝证，前人有腹中疝与睾丸疝之说，尤在泾推崇巢元方与张从正的分类方法。对于心腹之疝，《诸病源候论》分为七疝：曰厥，曰癥，曰寒，曰气，曰盘，曰胕，曰野狼。厥疝，症见厥热心痛，吐食不下。癥疝，症见腹中气乍满，心下尽痛，气积如臂。寒疝，症见寒饮食，即胁下腹中尽痛。气疝，症见腹中乍满乍减而痛。盘疝，症见腹中痛在脐旁。胕疝，症见腹中脐下有积聚。野狼疝，症见小腹与阴相引而痛，大便难。

对于睾丸之疝，张从正亦分七疝：曰寒，曰水，曰筋，曰血，曰气，曰狐，曰癥。寒疝，症见阴囊气冷，结硬如石，阴茎不举，连控睾丸而痛，得之坐卧湿地及砖石，或冬月涉水，或风冷处使内过劳，久而无子。水疝，症见阴囊肿痛，阴汗时出，或囊肿状如水晶，或囊痒搔出黄水，或小腹按之作水声，得之饮水，或醉酒使内过劳，汗出而遇风寒湿之气聚于囊中。筋疝，症见阴茎肿痛，或溃或脓，或里急筋缩，或茎中痛，痛极则痒，或挺纵不收，或白物如精，随溲而下，得之房室劳伤及邪术所使。血疝，症见有物状如黄瓜，在小腹两旁，横骨两端约中，俗云便痈，得之春夏重感大燠，劳于使内，气血流溢，渗入脬囊，留而不去，结成痈肿，脓少血多。气疝，病状上连肾区，下及阴囊，或因号哭忿怒，则郁久而胀，号哭怒罢，则气散者是也。狐疝，症见有物状如瓦，卧则入小腹，行立则出腹入囊中，狐昼出穴而溺，夜入穴而不溺，此疝出入上下往来，正与狐相类似，与气疝大同小异。癥疝，症见阴囊肿缒，如升如斗，不痒不痛，得之地气卑湿所生，故江淮之间、湫溏之处，多感此疾。

②随证论治，虚实需明辨

寒疝：治以温剂。其温法有二，外寒治以温散，内寒治以温补。症见疝气偏坠，痛不可忍，甚则呕吐闷乱者，用《太平惠民和剂局方》胡芦巴丸（胡芦巴、川楝子、川乌、巴戟天、茴香、吴茱萸）；症见腹中痛，逆冷，手足不仁者，用乌头桂枝汤。症见腹中痛，胁痛里急者，用当归生姜羊肉汤（当归、生姜、羊肉）。若寒疝夹虚而发者，其痛较轻，唯觉重坠，脉不甚沉紧，而扎大无力者，用海藏附子建中汤（桂、白芍、甘草、饴糖、附子、白蜜、生姜）。

水疝：治以逐水之剂，用禹功散（黑丑、茴香）、宣胞丸（黑丑、川木通、青木香）。

筋疝：治以降心火之药。若膀胱实热，小肠气痛者，治以清降，使心火下泻，用加味通心散（瞿麦穗、木通、栀子、黄芩、连翘、甘草、枳壳、川楝子）。若为肾顽痹，结硬如石，治以咸降，使心火下济，用海藻溃坚丸（海藻、昆布、川楝子、吴茱萸、木香、青皮、小茴香、荔枝核、延胡索、肉桂、海带、橘核、桃仁、木通）。

血疝：治以和血之剂，因为瘀血作痛，故用桃仁当归汤（桃仁、当归梢、延胡索、川芎、生地黄、赤芍、吴茱萸、青皮、牡丹皮）。

气疝：治以散气之剂。其状上连肾区，下及阴囊，用青木香丸（黑丑、补骨脂、荜澄茄、木香、槟榔）。

狐疝：治以逐气流经之药，用天台乌药散（天台乌药、木香、茴香、青皮、良姜、槟榔、川楝子、巴豆）、川楝子散（川楝子、木香、茴香）。

癫疝：治以除湿之药，用《元戎》加味五苓散（苍术、茯苓、猪苓、泽泻、肉桂、川楝子）。

此外，亦有疝气因寒束于外，郁热于内所致，若攻刺急痛，用寒热兼行之剂，方选仓卒散（栀子、附子）、丹溪方（栀子、川乌、吴茱萸、橘核、桃仁）。

8. 气血津液病证

（1）血证

尤在泾认为，血证因出血部位不同而病机各异，妄行于上则为吐、衄；妄返于下则为便血，积热膀胱则为尿血，阴虚阳搏则为崩中，热极腐化则为脓血。可见，血证有其不同的病因病机，必须辨证论治。尤在泾对此有独特的认识。

①瘀血未去，新血不守：尤在泾认为，凡呕血、吐血，如果出血不多，则必有瘀血停留在胸膈。离经之血，流溢于血脉之外，积聚而不散，瘀阻脉络，迫使血不循经，加重出血，导致恶性循环，所以内有瘀血，必须以祛瘀血为先。不祛血利瘀，则以妄为常，新血难以再生，而疾不能愈。其曰："去者自去，生者自生，人易知也。瘀者未去，则新者不守，人未易知也，细心体验。"（《金匮翼·血证》）

针对瘀血的治疗，尤在泾认为，瘀血若在中、上二焦，则宜行吐、下之法。以吐血为例，如吐血之后，假令病人自觉烦躁，心中烦乱，时时欲吐，颠倒不安者，是瘀血不尽所致，应急以吐法治之。选用瓜蒂、杜蘅、人参等，吐去清黄汁或血一二升即可。若吐血后，膈上热，胸中满痛，脉洪大弦长，血为黑紫成块者，须用生地黄、赤芍、茜草根、牡丹皮、三制大黄、滑石、桃仁泥之属，从大便导之，此为釜底抽薪之法。

对于正气已虚，而瘀血仍未除者，尤在泾认为，也不可骤补，不然血成瘀而热，多致不起。如《静香楼医案·失血门》中记载如下：病后失血，色紫黑不鲜。此系病前所蓄，胸中尚满，知瘀血犹未尽也。正气虽虚，未可骤补，宜顺而下之。小蓟炭、赤芍、生地黄、犀角、郁金、牡丹皮、茺蔚子、童便。

②失血骤虚，防护晕血：尤在泾治疗血证，尤其重视防止血晕。失血过多，往往会造成血晕，眩晕不止，甚则跌仆，危及生命。防治方法：用

白茅根烧烟将醋洒之，令病人嗅其气而遏血势；或突然以冷水口喷其面使其惊止。对于血虚眩晕卒倒者，尤在泾认为，不可艾灸及惊哭叫动，动则增加其死亡的危险，应急以当归、川芎、白芍、熟地黄、黄芪、人参、白术、茯苓、陈皮、荆芥穗、甘草、大枣和乌梅，同煎服之。

③药不单行，寒温并用：《金匮翼·血证》曰："凡用血药，不可单行单止，又不可纯用寒凉，必加辛温升药。如用寒凉药，用酒煎、酒炒之类，乃寒因热用也。"尤在泾指出，组方不可单用一种药，也不可一味用止血药；不可单用寒凉药，需配伍辛温升提之药。

《神农本草经》曰："药有君臣佐使，以相宣摄……"王冰在《素问·至真要大论》中注曰："以主病者为君，佐君者为臣，应臣者为佐，皆所以赞成方用也。"张从正曰："病无兼证，邪气专一，可一二味治者宜之……病有兼证而邪不一，不可以一二味治者宜之。"（《本草纲目·序例上·七方》）可见，尤在泾据前人组方经验，并根据血证的特点才提出此组方原则。因为血证一般涉及脏腑较多，病机较为复杂，如果单纯用一种药物治疗恐难却病。当然，组方不可纯用寒凉，因为虽然动血多责之热，但阳气也具有固摄和温养作用，若组方纯用寒凉，不仅损伤阳气，还恐有冰伏邪气之弊，所以尤在泾主张在寒凉药中加入辛温之品，这样不仅可以免去伤阳之弊，而且可以增强临床疗效。

④先其所因，辨证论治：尤在泾按照出血部位的不同，将血证分成吐血、鼻衄、齿衄、舌衄、大衄、便血和溲血，并分析各自的病因病机，进行辨证论治。下文以吐血为例，尤在泾的辨证论治精神可见一斑。吐血的病因病机繁杂，但可归结为虚实两类。实证吐血，可因风热、郁热、暑毒、蓄热和气逆引起，尤在泾治以祛邪为要务；虚证吐血，可由劳伤、阳虚导致，尤在泾治疗以扶正为根本。

其一，实证吐血。

风热吐血： 为火热之气，并入络中，则血溢络外所致，症见乍寒乍热，咳嗽口干烦躁，宜以辛凉入血之药治之，用《圣惠》荆芥地黄汤（白矾、生姜）或《圣济》荆芥穗散（荆芥穗、栀子、片芩、蒲黄）。

郁热失血： 因寒邪在表，闭热于经，血为热迫，而溢于络外引起，此时勿用止血之药，但疏其表，郁热得舒，则血亦自止，宜大蓟饮子（大蓟根、犀角、升麻、桑白皮、蒲黄、杏仁）；若表已解而热不消，血不止者，然后以清热降血之药治之，宜《太平惠民和剂局方》龙脑鸡苏丸［鸡苏净叶（即龙脑薄荷）、生地黄、干地黄末、麦冬、人参、蒲黄、木通、黄芪、柴胡、木通、甘草］，或侧柏散（侧柏叶、荆芥穗、人参）。若肺气已虚，客热不去，咳嗽咽干，吐血、嗽血者，宜以甘润养血为主，佐以辛药凉肺之剂，宜《卫生宝鉴》大阿胶丸（阿胶、生地黄、熟地黄、卷柏、干山药、五味子、鸡苏叶、大蓟、茯苓、柏子仁、百部、远志、人参、麦冬、防风）。

暑毒失血： 多见于酒客及阴虚之人。因心主血，而暑气喜归心所致，症见脉大气喘，多汗烦渴，宜《千金》方（蒲黄、犀角、栝楼根、甘草、桑寄生、葛根），或《太平惠民和剂局方》枇杷叶散（香薷、厚朴、甘草、麦冬、木瓜、茅根、陈皮、枇杷叶）。

蓄热吐血： 因热蓄血中妄行，症见口鼻皆出，热如涌泉，膈上热，胸中满痛，脉洪大，按之有力，精神不倦，或血是紫黑成块者，治以釜底抽薪之法，用生地黄、赤芍、茜草根、牡丹皮、三制大黄、滑石、桃仁泥之属，从大便导之。

气逆失血： 血从气逆，多因暴怒而厥所引起，症见薄厥，甚则呕血及飧泄，胸胁满痛等，宜芍药、陈皮、枳壳、贝母之属，行其气而血自下；或肝火因气而逆者，必有烦躁、燥渴等症，宜芍药、生地黄、牡丹皮、黄芩、黄连之属，降其火而血自宁。

其二，虚证吐血。

劳伤吐血：多因用力太过，络脉损伤，其血因得渗漏而出，治以和养血气，宜用发灰散（乱发烧灰、米醋）。

阳虚失血：因脾胃气虚，不能固护阴气，阴阳不相为守，荣气虚散，血即错行，症见外有虚冷之状，其血色必黯黑而不鲜，治以温中之法，使血自归经络，可用理中汤加楠木香或甘草干姜汤。

⑤医案集锦

案例 1

业师薛一瓢先生治陆元宾劳伤吐血，后日渐消瘦，有时发寒热，饮食减少，微有干咳，四肢无力，语亦懒。师用大当归一只，重二两者，木器捶松，陈酒煎，令服三剂。以其人素不饮酒，改用酒水各半煎，果三服而诸病皆愈。(《金匮翼·血证》，尤在泾引薛一瓢治陆元宾吐血案)

案例 2

项彦章治一妇患衄三年许，医以血得热则淖溢，与泻心凉血之剂，益困，衄出数滴，辄昏去，六脉微弱，而寸为甚。曰：肝藏血而心主之，今寸口脉微，知心虚也，心虚则不能主血，故逆而妄行，法当补心，兼养脾气。脾者，心之子，实则心不虚也。与琥珀诸补心药遂安。(《金匮翼·血证》)

案例 3

凡有瘀血之人，其阴已伤，其气必逆，兹吐血紫黑无多，而胸中满闷，瘀犹未尽也，而舌绛无苔，此阴之亏也，呕吐不已，则气之逆也，且头重足冷，有下虚上脱之虑，恶寒谵语，为阳弱气馁之征。此证补之不投，攻之不可，殊属棘手。处方：人参、茯苓、三七、吴萸、乌梅、牡蛎、川连、郁金。(《静香楼医案·失血门》)

案例 4

吐血得劳与怒即发，脉小数，微呛。病在肝心，得之思虑劳心，宜早图之，勿使延及肺家则吉。处方：阿胶、牡丹皮、牛膝、丹参、小蓟炭、三七、藕汁、童便。再诊：前方去丹参、三七、藕汁、童便，加生地黄、白芍、茺蔚子。又丸方：六味丸加阿胶、五味子、小蓟炭、莲须，水泛丸。（《静香楼医案·失血门》）

按语：以上案例，或吐血，或衄血，多为劳伤、阳虚所致，或虚中夹实之证，治以和血养气之法，或以藕汁、童便、牡丹皮、小蓟炭等清热凉血，或乌梅、吴茱萸、牡蛎等收摄固脱，治病求本。

（2）痹证（附：挛证）

①论痹需分外感内伤：《素问·痹论》指出："风寒湿三气杂至，合而为痹。其风气胜者为行痹，寒气胜者为痛痹，湿气胜者为着痹。"尤在泾认为，痹证可分为行痹、痛痹、着痹、热痹。行痹，风气胜，其症上下左右，无所留止，随期所至，血气不通而为痹。痛痹，寒气偏胜，阳气少，阴气多。着痹，湿气胜，见多汗而濡，其病多着于下，有夹寒、夹热和在气、在血之异。热痹，闭热于内，腑脏经络，先有蓄热，而复遇风寒湿气客之，热为寒郁，气不得通，久之寒亦化热。

此外，尤在泾还以脏腑经脉论述痹证，如肠痹、胞痹、臂痹。肠痹，为风寒湿三气痹阻，邪气独留，正气遂闭，因而水道不通，糟粕不化，则虽多饮而不得溲便，中气喘满而时发飧泄。胞痹，为邪气痹阻膀胱，水气不行，蓄而生热，积而成实，所以按之内痛，犹如热水灌之，小便短涩，上流清涕。臂痹，因血气虚弱而感受风邪所致，臂痛连及筋骨，上支肩胛，举动难支。

②论治当辨邪正虚实

行痹：所谓"治风先治血，血行风自灭"，尤在泾治以驱散风邪为主，兼以行血之剂。若症见行痹走注疼痛，痛处不定，上下左右，无所不至，可用四妙散（威灵仙、羯羊角灰、苍耳子、白芥子）、如意通圣散（当归、陈皮、麻黄、炙甘草、川芎、御米壳、丁香），丹溪治痹走注疼痛方（苍术、黄柏、酒威灵仙、白芥子、羚羊角灰、生姜）。此外，还可用摩风膏（蓖麻子、草乌头、乳香）涂抹患处。

痛痹：宜通引阳气，温润经络。若症见遍身骨节走注疼痛，遇寒则剧，遇热则缓，用没药散（没药、虎骨）、一粒金丹（草乌头、五灵脂、地龙、木鳖子、白胶香、当归、麝香）。

着痹：宜除湿通络，健脾燥湿。若症见两足湿痹疼痛，或如火燎，从足跗热起，渐至腰胯，或麻痹痿软者，用经验加味二妙丸（苍术、黄柏、川牛膝、防己、当归尾、川萆薢、龟板）。妇人症见脚疼怕冷，夜剧日轻者，可选用下方治疗：生地黄、白芍、当归梢、黄柏、黄芩、白术、苍术、陈皮、牛膝、甘草。若有湿痹气分多者，用除热蠲痛汤（苍术、白术、羌活、茯苓、泽泻、陈皮、甘草、姜汁、竹沥）。若症见手指节肿痛，屈伸不利，膝膑亦然，心下痞闷，身体沉重，不欲食，食即欲吐，面色萎黄，精神不振，脉沉而缓，用大羌活汤（羌活、升麻、独活、苍术、防风、甘草、威灵仙、茯苓、当归、泽泻）。

热痹：治以发散郁热，佐以凉血散瘀。若症见肌肉热极，体上如鼠走，唇口反纵，皮色变者，用河间升麻汤（升麻、茯苓、人参、防风、犀角、羚羊角、羌活、官桂、生姜、竹沥）；若热毒流入四肢，历节肿痛，可用《千金》犀角汤（犀角、羚羊角、前胡、黄芩、栀子、射干、大黄、升麻、豆豉）。此外，还可用升麻汤（升麻、射干、甘草、芍药、麦冬、葳蕤、生姜、赤小豆、生地黄汁、青竹叶）发散郁热，引热外行。

肠痹：为风寒湿着于脾胃，寒湿内搏，症见腹痛气急，大便飧泄，用吴茱萸散（吴茱萸、干姜、甘草、肉豆蔻、砂仁、神曲、白术、厚朴、陈皮、良姜）辛辣以开邪痹。

胞痹：多为肾虚，热壅膀胱，症见小腹急痛，小便赤涩，用肾沥汤

（麦冬、五加皮、犀角、杜仲、桔梗、赤芍、木通、桑螵蛸、羊肾）清凉以化热壅；若小便不通者，还可用肾着汤治疗。

臂痹： 可用十味锉散（附子、黄芪、当归、白芍、川芎、防风、白术、茯苓、肉桂、熟地黄、生姜、大枣）；若有四肢麻木不仁，肿痛不能举者，可选用乌头粥法。

③医案：

真定张大，素嗜酒。五月间病手指节肿痛，屈伸不利，膝膑亦然，心下痞冈体沉重，不欲食，食即欲吐，面色萎黄，精神短少。至六月间，诊其脉，沉而缓，予大羌活汤。（《金匮翼·痹证》）

按语： 上案应为痹证中的着痹，根据症状舌脉，应因湿邪引起，因此用大羌活汤祛湿行痹通络。临证中对于痹证的辨治，多见寒热夹杂、虚实相兼，治疗时扶正祛邪应综合考虑。

附：挛证

挛皆属肝，其病机可分为寒、热、虚和湿热。寒证者，寒多则筋挛骨痛。热证，肝主身之筋膜，肝气热则筋膜干，筋膜干则筋急而挛。虚证，脉弗荣则筋急，屈伸不利，即张仲景所言"血虚则筋急"之类。湿热证，为《内经》所说"湿热不攘，大筋緛短，小筋弛长，緛短为拘，弛长为痿"。

挛证的治疗，随四季症状而异。春夏见筋极者，可服养血地黄丸（熟地黄、蔓荆、山茱萸、黑狗脊、地肤子、白术、干漆、蛴螬、天雄、车前子、萆薢、山药、泽泻、牛膝）；秋季见筋痹肢节冷痛者，可服羚羊角汤（羚羊角、肉桂、附子、独活、白芍、防风、川芎、生姜）；冬季见寒冷湿痹，留于筋脉，挛急不能转侧者，可服乌头汤方（大乌头、细辛、川椒、甘草、秦艽、附子、官桂、白芍、干姜、茯苓、防风、当归、独活、大枣）。

（3）虚劳

①虚劳以中气为本：虚劳，又名虚损，劳久易虚，虚久易损，"虚"多为气血阴阳亏虚，"损"多是五脏亏损，虚尤可补，损难复原。《难经·十四难》提出"五损"，论述了上损及下、下损及上的病势传变。尤在泾认为，其"皆以中气为主"，自上而下者，损于肺、心、胃，过胃则不可治；自下而上者，损于肾、肝、脾，过脾则不可治。脾胃者，仓廪之官，水谷之海，居中焦而为气机升降之枢纽，为后天之本，五脏之精气总由土气之所化，故"脾胃气盛，四脏虽虚，尤能溉之……过于脾胃者则不治"。

尤在泾根据病因、病位的不同，将虚劳分为九类：在心、肝、脾、肺、肾五脏之劳的基础上，加上营卫不足之虚劳、热劳、干血劳及传尸劳。

五脏虚劳：肺劳由预事而忧，或风邪久住而成，症见呼吸少气，咳嗽喘急，嗌干气极，则皮毛焦干，津枯力乏，腹胀喘鸣。心劳多因曲运神机而至，见恍惚惊悸，少颜色，热则烦心、口干、溺涩，寒则内栗、梦多恐怖。肾劳因肾脏不足，内生寒冷之象，症见面黑足冷，耳聋，膝软腰痛，少腹拘急，小便不利。脾劳，亦名冷劳，多由脾胃久积风冷之气所致，多食不化，心腹痞满，呕吐吞酸，面色萎黄，甚者心腹常痛，大便泄利，手足逆冷，骨节酸疼，日渐消瘦。风劳，其病多着于肝，亦名肝劳，多因元气虚而邪气留着，阻滞经络，瘀郁而致，症见肌骨蒸热，寒热往来，痰嗽盗汗，黄瘦毛焦，口臭，或成疳利。

其他虚劳：营卫不足之虚劳，症见脉极虚芤迟，短气里急，四肢酸疼，腹中痛，或悸或衄，或手足烦热，咽干口燥。热劳，多因虚生热，因热而转虚，其症见心神不安，烦躁，面赤唇焦，身热气短，或口舌生疮。干血劳，内有干血，多因经络营卫气伤，血瘀而干，瘀则生热，内伤肝肺，症见发热咳嗽，日以益甚，肌肤甲错，两目黯黑等。传尸劳，为传染性疾病，因尸疰及夹邪精鬼气而成者，症见寒热淋露，沉沉默默，不知其所苦，而无处不恶，积年累月，渐就委顿，即死之后，又复传易他人。

②五脏虚劳调脾肾：虚劳的治法，尤在泾着重以调理脾胃中气为主，脾胃居于中焦，运化水谷精微以营养其他四脏，故脾胃气盛，四脏虽虚，还可以通过脾胃后天之本的濡养而滋生。虚损而至食减形瘦，当以治后天脾胃为要，可用异功散、六君子汤治疗。若治疗五脏虚损，以《难经》论述最精，书中提出"损其肺者益其气，损其心者调其荣卫，损其脾胃者调其饮食，适其寒温，损其肝者缓其中，损其肾者益其精"。

肺劳： 宜分邪正冷热而治之。尤在泾提出，由脾肾两虚和阴虚所引起的咳嗽，要慎用清凉润肺之品。如《静香楼医案·虚损门》所云："清润治肺之品，能伐中气，勿更投……阴虚咳嗽，是他脏累及于肺，若治以清凉，不独病不去而胃伤食减，立成虚损，难立为也。"若症见气极，皮毛焦枯，四肢无力，喘急短气不足以息者，治用紫菀汤（紫菀茸、炮干姜、黄芪、人参、五味子、钟乳粉、杏仁）。风寒久嗽成劳及肺燥成痿者，治用葛可久保和汤（知母、贝母、天冬、麦冬、款冬、天花粉、薏苡仁、杏仁、紫菀、五味子、马兜铃、百合、桔梗、阿胶、生地黄、当归、紫苏、薄荷、生姜）。

心劳： 分虚寒、虚热，重在养血安神。虚寒证，见梦寐惊悸，用远志引子（远志、茯神、肉桂、人参、炒枣仁、黄芪、当归、炙甘草）；虚热证，见唇口赤，烦渴溺涩，用麦门冬汤（麦冬、远志、人参、黄芩、生地黄、茯神、煅石膏、炙甘草）。

肾劳： 多属"寒动于中"，宜选温阳补肾之品，可用八味肾气丸［熟地黄、山萸肉、山药、牡丹皮、建泽泻、白茯苓、附子（制）、肉桂］、薯蓣丸（薯蓣、枸杞子、续断、茯苓、牛膝、菟丝子、巴戟天、杜仲、苁蓉、五味子、山萸肉、蛇床子），或治肾劳精败面黑方（肉苁蓉、精羊肉、五味子、米）、补骨脂丸。

脾劳： 尤在泾深得《难经》"损其脾胃者调其饮食"之旨，多取健脾益气之药与猪肚、羊肚同煎服，可选用木香猪肚丸方（木香、附子、郁李仁、干姜、陈皮、麦冬、肉豆蔻、熟艾、鳖甲、柴胡、神曲、厚朴、钟乳粉、桂心）、《千金》治虚补劳方（羊肚、白术）、治虚补劳方（猪肚、人参、蜀椒、干姜、葱白、白粱米）。若症见呕吐不食，腹痛泄泻，胸满善噫之虚寒脾劳，用《济生》白术汤（人参、白术、草果、肉豆蔻、厚朴、陈皮、木香、麦芽）。

肝劳： 尤在泾指出，伤寒余热未尽，或失于调摄，致咳嗽寒热，吐血衄血，缠绵日久，状如劳瘵，此因元气亏虚，邪气留恋所致，应以养气生血之药为主，随症加减小柴胡、青蒿、鳖甲，或前胡、犀角、石膏等药物，则可向愈。切不可纯用补剂，轻用杜仲、熟地黄、山萸肉等温补之药。

肝劳可选用《卫生宝鉴》秦艽鳖甲散（鳖甲、柴胡、地骨皮、秦艽、知母、当归）、柴胡饮子（人参、黄芩、炙甘草、大黄、芍药、柴胡、当归）。若症见骨蒸肺热，每日晚即恶寒壮热，颊色微赤，不能下食，日渐羸瘦者，用《广济》疗骨蒸肺热方（生地黄、葱白、香豉、炙甘草、童便）。若症见大便溏，气血相兼者，用逍遥散。症见少男室女，骨蒸黄瘦，盗汗肌热，口臭，妇人血风攻疰四肢，用麦煎散。若症见蒸劳嗽累，用《良方》团鱼丸（贝母、前胡、知母、杏仁、柴胡）或《直指》全鳖丸（知母、贝母、杏仁、柴胡、川芎、当归、明阿胶）。

③他类虚劳究病本：虚劳属营卫不足者，宜用甘酸辛药，酸甘化阴，辛甘化阳，可选用小建中汤（白芍、甘草、桂枝、生姜、大枣、胶饴，虚甚者加黄芪）。若症见内虚，里结少气，手足厥冷，小腹挛急，或腹满弦急，不能食，起即微汗阴缩，或腹中寒痛，或唇口干，精自出，或手足乍寒乍热而烦冤，酸疼不能久立，多梦失精者，用大建中汤（黄芪、当归、桂心、芍药、人参、甘草、半夏、黑附子）、十四味建中汤（大建中汤加白

术、苁蓉、麦冬、川芎、熟地黄、茯苓）。若虚劳不足，汗出而闷，脉结悸，行动如常，不出百日，危急者十一日死，则用炙甘草汤（炙甘草、桂枝、生姜、麦冬、麻仁、人参、阿胶、大枣、生地黄）。若劳伤心气，变生诸疾，则用朱雀汤（雄雀、赤小豆、人参、赤茯苓、紫石英、小麦、大枣、紫菀、远志、丹参、炙甘草）。

热劳：尤在泾秉承《名医杂著》的理法，即"人之一身，阳常有余，阴常不足，况节欲者少，过欲者多，精血既亏，相火必旺，火旺则阴愈消……故宜补其阴，使阴与阳齐，则水能制火，而水升火降，斯无病矣"。治疗以滋阴为主，同时加入少量通行之剂，使补而不滞，可用补阴丸方（黄柏、知母、龟板、枸杞子、锁阳、白芍、天冬、熟地黄、五味子、干姜）。

虚劳干咳：用琼玉膏（生地黄、茯苓、人参、白蜜）、大造丸（紫河车、败龟板、天冬、麦冬、熟地黄，夏加五味子）。若症见虚损劳伤，形体羸瘦，腰痛，遗精带浊，用大补天丸（紫河车、知母、龟板、黄柏、熟地黄、肉苁蓉、牛膝、麦冬、山药、虎胫骨、黄芪、茯神、杜仲、何首乌、人参，冬加干姜）。治骨蒸便溏，用口渴方（青蒿、乌梅、秦艽、甘草、小麦）、草还丹（青蒿、童便）、又方（鲜地骨皮、大枣，若治童劳加燕窝）。若见虚劳客热，肌肉消瘦，四肢倦怠，五心烦热，口燥咽干，颊赤心忪，日晡潮热，夜有盗汗，胸胁不利，减食多浊，咳唾稠黏，时有脓血，用黄芪鳖甲煎（黄芪、知母、桑白皮、炙甘草、赤芍、紫菀、地骨皮、秦艽、白茯苓、生地黄、柴胡、肉桂、人参、苦桔梗、鳖甲、天冬、半夏）。

干血劳：尤在泾认为，"夫风气不去，则足以贼正气而生长不荣；干血不去，则足以留新血而渗灌不周"，治宜祛瘀生新，用大黄䗴虫丸（大黄、黄芩、甘草、桃仁、杏仁、虻虫、䗴虫、蛴螬、芍药、干地黄、干漆）。若治一切痨瘵积滞，疾不经药坏者，宜服陈大夫百劳丸（锦纹大黄、乳香、没药、当归、人参、桃仁、虻虫、水蛭）。

传尸劳： 须以通神明去恶气诸药治之，其治用《百一选方》（天灵盖、鳖甲、桃仁、青蛇脑、虎粪内骨、安息香、槟榔、麝香、青蒿、豆豉、枫叶、葱根、童便、桃、柳、李、桑东引枝）、獭肝散、《卫生宝鉴》紫河车丸（紫河车、鳖甲、桔梗、胡黄连、芍药、大黄、败鼓皮心、贝母、龙胆草、黄药子、知母、芒硝、犀角、蓬术、朱砂）。

④医案集锦

案例1

唐郑相国云：予为南海节度使，时年七十有五，粤地卑湿，伤于内外，众疾俱作，阳气衰绝。乳石补益之药，一切不应。元和七年，有诃陵国舶主献此方，经七八日而觉应验，自尔常服，其功神验。十年二月，罢郡归京，录方传之。其方用补骨脂十两，拣洗为末，用胡桃肉去皮二十两捣如泥，即入前药末，更以好炼蜜和匀如饴，盛瓷器中，且日以温酒化药一匙服之。不饮酒，温热水化下；弥久则延年益气，悦心明目，补益筋骨，但禁食芸苔、羊血，番人呼为补骨脂丸。（《金匮翼·虚劳》，尤在泾引许叔微《普济本事方》医案）

案例2

面黧形瘦，脉虚而数，咳嗽气促，腰膝无力，大便时溏。处方：紫河车、熟地黄、山药、山萸肉、五味子、牡丹皮、茯苓、杜仲、泽泻、牛膝，加蜜丸每服五钱。（《静香楼医案·虚损门》）

案例3

络脉空隙，气必游行作痛，最虑春末夏初，地中阳气上升，血随气溢，趁此绸缪，当填精益髓。盖阴虚咳嗽，是他脏累及于肺，若治以清凉，不独病不去而胃伤食减，立成虚损，难为力矣。此证必有遗精、腰酸等症，故用药亦不重在咳嗽也。处方：熟地黄、金樱子膏、鹿角霜、五味子、湘莲子、山萸肉、山药、茯苓、海参（漂净熬膏），研为细末，即以二膏捣丸。（《静香楼医案·虚损门》）

案例4

虚损至食减形瘦，当以后天脾胃为要，异功散五六服，颇得加谷。今春半地气上升，肝木用事，热升心悸，汗出复咳，咳甚见血，肝阳上炽，络血遂沸。昨进和阳养阴之剂，得木火稍平，仍以前方加白芍，制肝安土。处方：生地黄、白芍、麦冬、阿胶、女贞子、甘草。（《静香楼医案·虚损门》）

按语： 由以上案例可知，尤在泾对虚损的治疗极重脾肾，认为虚劳多属先后天俱虚，虑其延成虚损。其一，治在先天肾脏。如治肾劳咳嗽，以六味地黄丸加五味子、牛膝、杜仲、紫河车；或以六味地黄丸去泽泻、牡丹皮，加五味子、湘莲子、金樱子膏、鹿角、海参等。如有遗精、腰酸等症，虽见咳嗽也不可用清润之剂，而用药当以培补先天为要。其二，治在后天脾胃。如虚损至食减形瘦，以异功散治之。若见肝气犯脾所致虚劳咳血，则以制肝安土、养血滋阴为主。

（4）积聚

①气血痰食，感寒而成：积聚之病，在《内经》中即有记载，《灵枢·五变》说："人之善病肠中积聚者……则肠胃恶，恶则邪气留止，积聚乃伤，肠胃之间，寒温不次，邪气稍至，蓄积留止，大聚乃起。"《难经》对积聚进行了区别："积者五脏所生，聚者六腑所成。"仲景进一步区分，认为"积者，脏病也，终不移；聚者，腑病也，发作有时"。其所创鳖甲煎丸、大黄䗪虫丸沿用至今。

尤在泾认为，积聚之病，积者阴气，重而不移；聚者阳气，作止不常，痛无定处。就其病因而论，痰食气血，风寒外感是基本因素。痰食气血，不得风寒，未必成积；风寒之邪，不遇痰食气血，亦未必成积。

尤在泾推崇《内经》《难经》之说，认为五脏皆有积。肝曰肥气，在左胁下，如覆杯，有头足，久不愈，令人发咳、痎疟，连岁不已。心曰伏梁，起脐上，大如臂，上至心下，久不愈，令人烦心。脾曰痞气，在胃脘，复大如盘，久不愈，令人四肢不收，发黄疸，饮食不为肌肤，肌肤日消。肺曰息贲，在右胁下，覆大如杯，久不已，令人洒淅寒热，喘咳发肺痈。肾曰奔豚，发于少腹，上至心下，若豚状，或上或下，无时，久不已，令人喘逆，骨痿少气。

尤在泾亦以病邪性质区分积聚，如气积、血积、肉积、伏瘕、血瘕。气积，噫气痞塞。血积，痛有定处，遇夜尤甚，其脉芤涩。肉积，赘瘤核疬。伏瘕，伏结于内。血瘕，血凝成瘕也。

②巧立治则，攻恶诱喜：尤在泾引许叔微的观点，认为积聚的总治则为"以所恶者攻之，所喜者诱之"。如硇砂、阿魏治肉积；神曲、麦芽治酒积；水蛭、虻虫治血积；木香、槟榔治气积；牵牛、甘遂治水积；雄黄、腻粉治痰积；礞石、巴豆治食积。

五脏积：肥气（肝积），症见胁下肿块，其人发咳、痎疟，连岁不已，用温白丸（紫菀、石菖蒲、吴茱萸、柴胡、厚朴、桔梗、茯苓、皂荚、桂枝、干姜、黄连、川椒、巴豆、人参、川乌）。若症见肥气体瘦，饮食少思，用鳖甲丸（鳖甲、京三棱、枳壳、川大黄、木香、桃仁）。伏梁（心积），症见伏梁起脐上，上至心下，久不愈，用温白丸加石菖蒲、黄连、桃仁。若伏梁气在心下，结聚不散，用桃奴散。痞气（脾积），用温白丸加吴茱萸、干姜。息贲（肺积），可用温白丸加人参、紫菀。奔豚（肾积），可用温白丸加丁香、茯苓、远志。

瘕聚：气积，用大七气汤（香附、青皮、陈皮、桔梗、官桂、藿香、益智仁、莪术、三棱、甘草）。血积，用加减四物汤（熟地黄、当归、川芎、芍药、肉桂、广皮、三棱、干漆）。肉积，用阿魏丸（阿魏、山楂肉、连翘、黄连）。若症见难消难化，腹中饱胀疼痛，可用积块丸（京三棱、莪术、自然铜、蛇含石、雄黄、蜈蚣、木香、辰砂、沉香、铁花粉、天竺黄、阿魏、全蝎、芦荟、冰片）。伏瘕，若见津液消耗，腹痛秘涩，用槟榔丸（槟榔、大黄、枳壳、木香、桃仁、大麻仁）。血瘕，用尤氏新定方（大黄、桃仁、桂、附子、木香、青皮、当归、干漆）。

通治诸积：癥瘕痃癖，积聚不散，坚满痞胀，饮食不下者，用《宣明》三棱汤（京三棱、白术、蓬术、当归、槟榔、木香）。九气积聚，状如癥瘕，随气上下，发则心腹绞痛，攻刺腰胁，小腹膜胀，大小便不利，用《三因极一病证方论》散聚汤（半夏、槟榔、当归、厚朴、枳壳、茯苓、附子、川芎、吴茱萸、炙甘草、杏仁、桂心、橘红）。此外，还可选用诸积太仓丸、万病紫菀丸或万病感应丸治疗。

③医案：

乾德中，浙江有慎恭道，肌瘦如劳，惟好食米，缺之则流清水，情似忧思，食米顷，顿常，众医莫辨；后遇蜀僧道庶，以鸡屎及白米各半合，共炒为末，水一盏调服。良久，病者吐出如米形，遂瘥，其病为米瘕是也。（《金匮翼·积聚》，尤在泾引蜀僧道庶治慎恭道米瘕案）

按语：以上案例，为积聚癥瘕中一种，病名米瘕，临床并不常见。但尤在泾列案于此，则开拓临证治疗思路。

（5）消渴

对于消渴的病机，尤在泾认为，饮食之后，滋味皆甜，积在中焦。若腰肾气盛，则上蒸精气，化入骨髓；其次为脂膏，其次为肌肉，其余则为小便。若腰肾虚冷，不能蒸化于上，谷气则尽下而为小便，故甘味不变，下多不止，食饮虽多而肌肤枯槁，这便成为消渴。

尤在泾将消渴分为三类：渴而饮水多，小便数，有脂如麸片，甜者，是消渴；吃食多，不甚渴，小便少，似有油而数者，是消中；渴饮水不能多，但腿肿脚先瘦小，阴痿弱，数小便者，是肾消也。

消渴：治以生津为主，兼以清热逐水。若症见饮水不消，小便中如脂者，可用崔氏方（黄连、栝楼根、生地黄汁）。若见口苦舌干者，可用方（麦冬、天花粉、乌梅、小麦、茅根、竹茹）。症见胸满烦心，津液燥少，短气，久则引饮者，用麦冬饮子（人参、茯神、麦冬、知母、五味子、生地黄、生甘草、葛根、栝楼根、竹叶）。症见能食，小便如脂麸片，日夜无度者，用冬瓜饮子（冬瓜、黄连）。症见浮肿者，用葶苈丸（甜葶苈、栝楼根、杏仁、汉防己，送服茯苓汤），或选用猪肚丸（猪肚、黄连、白粱米、花粉、茯神、知母、麦冬）。

消中：治以健脾益胃为主。症见小便数，易生大痈者，可用麦冬丸（麦冬、茯苓、黄芩、石膏、玉竹、人参、龙胆草、升麻、枳实、生姜、栝楼根、枸杞根、茅根、粟米汁）。症见烦渴者，可用白术散（干葛、白术、人参、茯苓、炙甘草、藿香、木香）。

肾消：治以补肾滋阴为主，兼以清热固涩，可用八味肾气丸。

另外，尤在泾认为，消渴有三大禁忌：一忌饮酒，二忌房室，三忌咸食及面。他认为，只要"能慎此者，虽不服药，自可无他"。因此，凡患此者，饮食摄生不可不慎。

（6）脚气

①因寒暑风湿致病：尤在泾认为，脚气因寒、暑、风湿之邪伤人所致。邪气内侵足履，渐及小腹，甚者上攻心胸，所以脚气的症状复杂多变：或呕吐恶食，或腹痛不利，或二便闭塞不通；或胸中怔悸，不欲见明；或精神昏愦，错语善忘；或头疼壮热，或身体冷痛，时觉转筋；或少腹不仁，或髀腿顽痹，或百节挛急，或缓纵不随。症状不一，皆因从脚得之，故称为脚气。脚气有干湿之异，二者症状虽然不同，但均为风毒湿气所致。干

脚气，症见血脉瘀涩，皮肤麻痹，胫细酸疼，食减体瘦，脏腑秘滞，上冲烦闷。湿脚气，症见脚先肿满，或下注生疮，浸淫滋水，或上攻心腹，咳嗽喘急，面浮膝肿，见食呕吐。

尤在泾还以症状区分脚气，将其分为脚气痹挛、脚气脚膝肿痛、脚气少腹不仁、脚气上气、脚气冲心、脚气肿满渐成水状及脚气瘥后复发。脚气痹挛，寒气多，寒则筋急脉闭，寒搏于筋脉则挛痹不能转移，艰于步履，甚则不可屈伸。脚气脚膝肿痛，风寒湿气客于气血，不能宣通，壅滞为肿，凝涩为痛。脚气少腹不仁，为湿淫之气，自下侵上，肾虚阳弱，不能抵御，则入少腹而痹着不仁。脚气上气，风毒湿气，循经上入于肺所致。脚气冲心，为风湿毒邪，初从足起，久而不治，上冲心胃，为危急之候。脚气肿满，邪气上攻脾肾，脾内湿气不行，肾中湿气不化，水气停滞，积而成满，闭而成胀。脚气瘥后，邪气未尽，正气未复，或触恼怒，或感风湿，则其疾复发。

②论治主调肝脾肾：尤在泾治疗脚气，多从脾、肾、肝三脏入手，健脾益肾调肝为其主要治法。在此基础上，因风、毒、湿气不同，随症加以散寒、祛湿、清热、活血之品。

脚气痹挛，治以祛风湿、活血络、益元气，方选肉苁蓉丸（苁蓉、牛膝、天麻、黄芪、首乌、木瓜、狗脊、续断、萆薢）、石南丸（石南、白术、牛膝、天麻、防风、枸杞、黄芪、鹿茸、桂枝）。若见寒湿脚气，腿膝疼痛，行步乏力，用杨氏家藏方（胡芦巴、补骨脂、木瓜、酒）。

脚气脚膝肿痛，治宜疏导其下，固护其中，方用防己汤（防己、猪苓、郁李仁、槟榔、木通、枳壳、紫苏、赤茯苓、炙甘草）。若症见两脚湿痹疼痛，或如火燎，从足跗热起，渐至腰胯，或麻痹痿软者，用经验加味二妙丸（苍术、黄柏、川牛膝、防己、当归尾、川萆薢、龟板）。若为风毒脚气肿痛，用槟榔散（橘叶、杉木节）。

脚气少腹不仁，用肾气丸（熟地黄、山萸肉、山药、茯苓、泽泻、牡丹皮、附子、肉桂）。脚气入腹，腹中不仁，喘急欲死者，用《三因极一病证方论》吴萸丸（吴茱萸、木瓜）。

脚气上气，症见上气喘满，不得偃卧者，用桑白皮汤（桑白皮、陈皮、葶苈、杏仁）、《活人》桑白皮散（桑白皮、郁李仁、赤茯苓、木香、防己、紫苏子、木通、槟榔）。

脚气冲心，法当下气、除湿、泄毒，方用吴茱萸汤（吴茱萸、木瓜、槟榔）、苏长史茱萸汤（吴茱萸、木瓜）、木香汤（青木香、生黑豆皮、大黄、紫雪）、杉木节汤（杉木节、橘叶、大腹皮、童便）。若见脚气冲心，烦喘闷乱，头痛口干，坐卧不得，用犀角散（犀角屑、枳壳、沉香、紫苏梗叶、槟榔、麦冬、赤茯苓、木香、防风、石膏）。

脚气肿满，用赤茯苓汤（赤茯苓、防己、桑白皮、陈皮、旋覆花、杏仁、麻黄、白术、紫苏）。

脚气瘥后复发，可常服四斤丸（牛膝、木瓜、肉苁蓉、天麻）。

③医案集锦

案例1

唐柳宗元患脚气，夜半痞绝，左胁有块如大石，且死，困塞不知人三日矣，家人皆号哭，荥阳郑洵美传杉木节汤服之，半日顷，气通立愈。（《金匮翼·脚气》）

案例2

厥阴之邪，逆攻阳明，始为肿痛，继而腹疼，胸满呕吐。此属脚气冲心，非小恙也，拟《外台》法治之。处方：犀角、槟榔、茯苓、枳实、杏仁、橘红、半夏、木通、木瓜。再诊：半夏、木瓜、广皮、芦根、枳实、茯苓、竹茹、枇杷叶。（《静香楼医案·脚气门》）

按语：以上两个案例均为脚气冲心的危急症，尤在泾或治以杉木节汤，或仿犀角汤除湿下气，化痰开窍，化危为安。对于此类重症，尤在泾能在疾病未致命之前防患于未然，在濒死边缘化险为夷，确实值得我们借鉴。

（7）瘟疫

尤在泾认为，瘟疫与伤寒、温病不同，为感受天地疫疠之气所得，往往病情危急，传染性强，致死率高。

①辨治瘟疫立五法：尤在泾临证经验丰富，认为瘟疫伤人，未有不兼里者，有寒湿而无蓄热的情况也很少见。治疗时，宜选法得当。除此之外，尤在泾还认为，瘟疫稍久，或六七日，或十余日，热深不解者，则同伤寒、温热治之。疠气伤人，有表里寒温热湿之分，其治疗大致可分五法。

其一，若表里俱病，而盛于表者，用东垣普济消毒之法。症见壮热，头面肿盛，目不能开，上喘，咽喉不利，口燥舌干者，用普济消毒饮子（黄芩、黄连、人参、陈皮、玄参、甘连翘、板蓝根、马勃、牛蒡子、僵蚕、升麻、柴胡）。

其二，若病不在表，又不在里，而独行中道者，用吴又可达原饮之法。初见恶寒，甚则四肢厥逆，继而壮热自汗，昼夜皆热，日晡益甚，头疼身痛，脉不浮不沉而数，用达原饮（槟榔、草果、厚朴、芍药、甘草、黄芩）。

其三，若表热既盛，里证复急，治表治里，救疗不及者，欲表里双解，用陶尚文三黄石膏汤之法。若症见头痛身热，无汗，烦渴闷乱，发狂不识人，用三黄石膏汤（石膏、黄芩、黄连、黄柏、豆豉、麻黄、栀子）。若见表里大热，可用时病表里大热者欲死方（大黄、寒水石、芒硝、石膏、升麻、麻黄、葛根、紫葛）。

其四，若邪气独盛于表，而里无热证者，用活人败毒散之法。活人败毒散（羌活、独活、前胡、柴胡、枳壳、白茯苓、桔梗、人参、川芎、甘草）。

其五，若寒湿独行，而病在肌皮胸膈者，则用东坡圣散子之法。圣散子（苍术、防风、厚朴、猪苓、泽泻、白芷、川芎、赤芍、藿香、柴胡、麻黄、升麻、羌活、独活、枳壳、细辛、吴茱萸、藁本、茯苓、石菖蒲、草豆蔻、良姜、炙甘草、大附子）能散寒湿，驱除瘴疟，可治一切山岚瘴气、时行瘟疫、伤寒风湿等疾。

②医案：

泰和二年四月，民多疫疠。初觉憎寒壮热体重，次传头面肿盛，目不能开，上喘，咽喉不利，口燥舌干，俗云大头伤寒，诸药杂治终莫愈，渐至危笃。东垣曰：身半以上，天之气也，邪热客于心肺之间，上攻头目而为肿耳。须用芩、连等药，共为细末，半用汤调，时时稍热服之，半用蜜丸噙化，服尽即愈，活者甚众。如大便硬，加酒蒸大黄一钱或二钱以利之；肿势甚者，以砭针刺之，或加防风、川芎、薄荷、当归各五钱，水煎，时时服之。（《金匮翼·瘟疫》，尤在泾引李东垣治大头瘟案）

按语：此案例为瘟疫中的大头瘟，属表里俱病而盛于表之证，病机为邪热客于心肺，治疗所用为李东垣普济消毒饮，以清热祛风、清解瘟毒。该案例还详细论述了药物加减法，可供临证参考。

（8）尸疰

①**体虚感魅，神志失调：**尤在泾将尸疰分为4种：五尸、诸疰、鬼迷、鬼击。

五尸：因鬼恶邪气所引起，恶气所发，症见寒热淋沥，沉沉默默，无处不恶，或腹痛胀急，不得气息，上冲心胸，及攻两胁，或垒魂踊起，或挛引腰脊。得之疾速，如飞走状者，名曰飞尸。停遁不消，去来无时者，名曰遁尸。沉痼在人脏腑者，名曰沉尸。冲风则发者，名风尸。隐伏积年不除者，名伏尸。

诸疰：邪气停住而为病，皆因精气不足，邪气乘之，伏于筋脉，流传脏腑，深入骨髓，经久不已，时发时止，令人昏闷，无不痛处。其因风邪所触者，为风疰。临丧哭泣，死气所感者，为尸疰。鬼邪所击者为鬼疰。疾病特点为停住不去。

鬼迷：因心气不足，精神衰弱，幽阴之气，乘虚而感，症见喜怒无常，情思如醉，或狂言惊怖，向壁悲啼，梦寐多魇，与鬼交通，乍寒乍热，腹满短气，不食，诊其脉人迎气口乍大乍小。

鬼击：得病突然，令人胸胁腹满急痛，不可按抑，或即吐血，或即下血。

②通阳祛邪，辛香开窍：尤在泾治疗五尸，若为卒中飞尸，用雄黄丸（雄黄、大蒜）、蒺藜子丸，木香丸（木香、丁香、鬼箭羽、桔梗、当归、陈皮、紫苏、白槟榔、桃仁）。若为遁尸、飞尸，症见及风毒肿，流入头面四肢者，用蒸熨方。若为卒中恶气，心腹刺痛，用麝香散（麝香、犀角屑、木香）。治客忤霍乱，腹痛胀满，尸疰恶风，癫狂鬼语，蛊毒妖魅，用太乙神精丹（雄黄、雌黄、朱砂、磁石、曾青、金芽石）。

治疗诸疰，若为风疰，症见心腹刺痛，上攻胸背，时发时止，令人昏闷，用羌活汤（羌活、橘红、大腹皮、桑白皮、芎䓖、大豆）；若为尸疰，用杏仁丸（杏仁、乱发灰）；若为鬼疰，症见中恶心痛，用八毒丸（雄黄、珍珠、矾石、巴豆、牡丹皮、附子、藜芦、蜈蚣）；若见气疰，症见大肠结涩，背膊刺痛，及食物不消，奔豚气逆，用厚朴丸（厚朴、桂心、大黄、桃仁）。

治疗鬼迷，症见喜怒不常，情思如醉，或狂言惊怖，向壁悲啼，腹满短气，不食，其脉人迎气口乍大乍小，用治鬼迷不醒方（雄黄吹鼻，或安息香焚烧起烟）或治妖魅病患不言鬼方（生路叫研末）。

治疗鬼击，症见胸胁腹满急痛，不可按抑，或即吐血，或即下血，用治卒中鬼击方（或咽鲜鸡冠血，或醇酒吹鼻，或吹醋鼻中）。

③医案：

庚申余家一妇人梦中见二苍头，一在前，一在后，手中持一物，前者云：到也未？后应云：到也。爆然有声，遂魇。觉后心一点，痛不可忍，昏闷一时许。取神精丹三粒令服之，遂至府，过少顷归，妇已无病矣。（《金匮翼·尸疰》）

按语：尸疰一病，其成因多有迷信色彩，有类于时下的心身疾病，为保持尤在泾著作的完整，均予以收录，其中治疗用药，遇相应症状时可资借鉴。

二、成方运用举隅

尤在泾融会诸家，善用成方，既活用张仲景经方，又辨证化裁时方。其在充分理解原方的基础上，根据患者病情进行灵活变通，拓宽了原方的使用范围。其运用有规可循，其经验对于临证运用具有参考价值。现举例简介如下。

（一）经方化裁释例

1. 异病同治，活用八味

尤在泾在《金匮翼》和《静香楼医案》中，对于八味肾气丸的运用多有论述，既探讨其医理，又验证于医案，理论紧密结合临床。例如，尤在泾认为，"真阳以肾为宅，以阴为妃，肾虚阴衰，则阳无偶而荡矣"（《静香楼医案·内伤杂病门》）。由是上炎则头耳口鼻为病，可见面黑、耳聋、烦渴引饮、消渴、脑漏（鼻渊）、面赤、舌刺、唇黑等；表现为下走，则膀胱二阴受伤，可见膝软腰痛、少腹拘急、遗精、早泄、小便不利、癃闭、阴缩、足心如烙，或足冷如冰，脚气上入少腹不仁，其脉洪大无伦、按之微弱等。若肾中水邪干肺，则见喘不得卧；若肾水无所制而泛滥，则见肢体浮肿、咳嗽喘急、腰重足冷、小便不利等变证。其机理均为肾元虚衰，应用八味肾气丸补肾扶阳。笔者试从尤在泾的医案中，再总结其对该方的临证运用特色。

（1）咳喘案

案例1

秋冬咳嗽，春暖启安，是肾气收纳失司，阳不潜藏，致水液变化痰沫，随气射肺扰喉，喘咳不能卧息，入夜更重，清晨稍安。盖痰饮乃水寒阴浊之邪，夜为阴时，阳不用事，故重也。仲景云：饮病当以温药和之。《金匮》饮门短气倚息一条，分外饮治脾，内饮治肾，二脏阴阳含蓄，自然潜藏固摄。当以肾气丸方，减牛膝、肉桂，加补骨脂以敛精气。若以他药发越阳气，恐有暴厥之虑矣。肾气丸减牛膝、肉桂，加补骨脂。(《静香楼医案·痰饮门》)

案例2

往昔壮年，久寓闽粤，南方阳气易泄。中年以来，内聚痰饮，交冬背冷喘嗽，必吐痰沫，胸脘始爽。年逾六旬，恶寒喜暖，阳分之虚，亦所应尔。不宜搜逐攻劫，当养少阴肾脏。仿前辈水液化痰阻气，以致喘嗽之例。肾气丸减牛膝、肉桂，加北五味、沉香。(《静香楼医案·痰饮门》)

案例3

气喘足冷至膝，唇口干，鼻塞，脉虚小。下气上逆，病在根本。勿以结痰在项，而漫用清克也。肾气丸三钱，盐花汤送下。(《静香楼医案·咳喘门》)

案例4

久咳喘不得卧，颧赤足冷，胸满上气，饥不能食。此肺实于上，肾虚于下，脾困于中之候也。然而实不可攻，姑治其虚；中不可燥，姑温其下；且肾为胃关，火为土母，或有小补，未可知也，金匮肾气丸。(《静香楼医

案·咳喘门》)

案例5

两寸浮大，关尺沉小，气上而不下，喘咳多痰。肝肾之气，上冲于肺。宜以肾气丸，补而下之。(《静香楼医案·咳喘门》)

案例6

下虚上实，当治其下，勿清其上，真气归元，痰热自降，宜以十味肾气丸主之。(《静香楼医案·咳喘门》)

案例7

血去过多，气必上逆，肺被其冲，故作咳嗽，此非肺自病也。观其冲气甚则咳甚，冲气缓则咳缓，可以知矣。拟摄降法，先治冲气。金匮肾气丸去肉桂，加牡蛎。(《静香楼医案·失血门》)

（2）肿胀案

案例1

命门阳衰，脾失温养，不克健运，食入辄胀，法当温补下焦。肾气丸去桂，加沉香、椒目。(《静香楼医案·肿胀门》)

案例2

肿胀之病，而二便如常，肢冷气喘，是非行气逐水之法所能愈者矣。当用肾气丸，行阳化水，然亦剧病也。(《静香楼医案·肿胀门》)

（3）中风案

热风中络，口歪、舌蹇、咽痛。治以清滋，羚羊角、玄参、钩藤、甘菊、甘草、石菖蒲、生地黄、竹沥。再诊：生地黄、阿胶、麦冬、知母、贝母、甘菊、甘草、玄参。三诊：咽喉干痛，滋清不愈，宜从降导。肾气丸，淡盐汤送下。(《静香楼医案·类中门》)

（4）失血案

烦劳四十余天，心阳自亢，肾水暗伤，阳坠入阴，故溲数便血，不觉管窒痛痹，实与淋证不同。其中虽不无湿热，而寝食安然。不必渗泄利湿，宜宁心阳，益肾阴，宣通肾气以和之。熟地炭、人参、霍石斛、牡丹皮、泽泻、茯苓、远志、柏子仁、湖莲肉。(《静香楼医案·小便门》)

(5) 黄疸案

面黑目黄，脉数而微，足寒至膝，皮肤爪甲不仁。其病深入少阴，而其邪则仍自酒湿得之及女劳也，肾气丸。(《静香楼医案·黄疸门》)

(6) 齿痛案

肾虚齿痛，入暮则发，非风非火，清散无益。加减八味丸，每服三钱，盐花汤下。(《静香楼医案·诸窍门》)

按语：肾为水脏而寓元阳，尤在泾辨证使用肾气丸治疗上述诸病。由上述案例可知，尤在泾运用八味肾气丸的指征：其一，辨析全身症状，或见喘咳多痰，入夜更重，恶寒喜暖，足冷，胸满上气，浮肿，多汗，膝软腰痛，小便不利，面黑，齿痛入暮则发，耳聋等症；其二，辨析脉象，或见脉虚小，或两寸浮大，关尺沉小，或脉数而微，或脉洪大无伦，按之微弱。此为肾阳虚衰辨证眼目，为后学运用该方提供参考。另外，尤在泾运用八味肾气丸时灵活加减，或减牛膝、肉桂，或加北五味、补骨脂以敛精气，或加沉香纳气、降气，或加椒目利水。且服药多以盐汤送服，引药直达病所。可见，尤在泾对肾气丸的应用，真可谓得心应手、出神入化。

2. 化裁理中，平中见奇

尤在泾对于理中汤的运用特点，试从《金匮翼》和《静香楼医案》中的医案探讨。

(1) 黄疸案

罗谦甫治真定韩君祥，暑月劳役过度，渴饮凉茶及食冷物，遂病头身肢节沉重疼痛，汗下寒凉屡投不应。转变身目俱黄，背恶寒，皮肤冷，心下硬，按之痛，脉紧细，按之空虚，两寸脉短，不及本位。此症得之因时热而多饮冷，加以寒凉过剂，助水乘心，反来侮土，先伤其母，后及其子，《经》所谓薄所不胜，而乘所胜也。时值霖霪，湿寒相合，此为阴黄，以茵陈附子干姜汤主之。《内经》云：寒淫于内，治以甘热，佐以苦辛；湿淫所胜，平以苦热，以淡渗之，以苦燥之。附子、干姜辛甘大热，散其中寒为君；半夏、草豆蔻辛热，白术、陈皮苦甘温，健脾燥湿为臣；生姜辛温以散之，泽泻甘平以渗之；枳实苦辛，泄其痞满，茵陈苦微寒，其气轻浮；佐以姜、附，能去肤腠间寒湿，而退其黄为使也。煎服一两，前症减半，再服悉愈。又与理中汤服之，数日得平复。(《金匮翼·阴黄》，尤在泾引罗谦甫医案)

（2）失血案

疟发而上下血溢，责之中虚，而邪又扰之也。血去既多，疟邪尚炽，中原之扰，犹未已也，谁能必其血之不复来耶。谨按古法，中虚血脱之证，从无独任血药之理。而疟病经久，亦必固其中气。兹拟理中一法，止血在是，止疟亦在是，惟高明裁之。人参、白术、炮姜、炙甘草。(《静香楼医案·疟疾门》)

（3）头痛案

食积头痛者，食气上攻，胃气不清也。子和云：邪在胃而头痛者，必下之。其证必兼痞膈咽酸，噫败卵臭，或饱食则痛甚，其脉右手滑盛者是也。馆职张学士，嗜酒散诞，忽头痛发热，医作伤寒治之愈甚。孙兆脉之，右手脉甚数，左手脉平和，曰：此疾非伤寒，学士好酒啖食所伤也。遂用食药五七丸，经食久，膈渐宽，痛遂减，再进利膈药，遂获安。治中汤，即理中汤加青皮、陈皮等分。(《金匮翼·食积头痛》，尤在泾引孙兆治张学士案)

（4）口疮案

脾胃虚衰之火，被迫上炎，作为口疮。其症饮食少思，大便不实，或手足逆冷，肚腹作痛。《经》曰：岁金不及，炎火乃行，复则寒雨暴至，厥阴乃格，阳反上行，民病口疮是也。宜附子理中汤，人参、白术、甘草补其中，干姜、附子散其寒，使土温则火自敛也。附子理中汤，生姜煎。生姜汁（一盏）、白蜜（三两）同煎十沸，瓷瓶盛，时时以热水调一匙，含咽之。（《金匮翼·口疮》）

（5）咳嗽案

虚寒嗽者，其寒不从外入，乃上中二焦阳气不足而寒动于中也。或初虽起于火热，因过服寒凉消克，以致脾土受伤而肺益失养，脉微气少，饮食不入者，急宜温养脾肺为主也。加味理中汤：人参、白术、干姜（生）、甘草（炙）、橘红、茯苓、半夏、细辛、五味（等分），上咬咀。每服三钱，姜枣煎，食前服。（《金匮翼·咳嗽》）

按语：理中者，顾名思义，调理中焦也。尤在泾认为，百病皆以中气为本，"土具冲和之德，而为生物之本。冲和者，不燥不湿，不冷不热，乃能化生万物"。由上可见，中焦虚弱，运化失常，则百病丛生。若气虚湿停则见黄疸、面黄；若气虚不固摄则见出血；若气虚阳浮于外则见发热；若气虚不运则生食积，食气上攻而头痛；若脾胃虚衰之火，被迫上炎，则为口疮；若脾土受伤而肺益失养，则见咳嗽……难以一一枚举。尤在泾治病重视后天脾胃，对理中汤的化裁应用亦十分精当。

尤在泾运用理中丸治疗上述诸病时，关键在于抓住脾胃气虚的主要表现：或身冷，恶寒，肤冷，手足逆冷，少气，自汗，神思困倦，言语轻微，眩晕，心下硬，按之痛，少食，痞膈咽酸，噫败卵臭；或饱食则痛甚，恶心，呕吐，肚腹作痛，小便清白或小便自利，小便如膏或大便不实或溏泄。脉象或见沉细无力；或脉紧细，按之空虚，两寸脉短，不及本位；或脉大而不实；或脉右手滑盛者，左手脉平和；或脉微。尤在泾在运用理中汤甘温补中的基础上，还根据兼证灵活化裁，不拘一格。如或加半夏、草豆蔻、附子祛湿散寒，或加茵陈利湿去黄，或加陈皮、枳实理气除满，或加茯苓、泽泻甘平利水，或加细辛、五味子辛散酸收利肺气，或加川椒、乌梅安蛔驱虫，或加干葛、黄连清热祛湿。

3. 不囿成法，补中益气

补中益气汤为李东垣所创，是甘温除热的代表方。尤在泾对补中益气的运用，不拘成法，灵活变通。现录其医案医论如下。

（1）论劳倦发热

劳倦发热者，积劳成倦，阳气下陷，则虚热内生也。其症身热心烦，头痛恶寒，懒言恶食，阳气和，自然汗出也。补中益气汤：黄芪钱半（蜜炙），人参、炙甘草各一钱，白术（土炒）、陈皮、当归各五分，加姜三片，枣三枚，水煎。本方加芍药、五味子，名调中益气汤。（《金匮翼·发热》）

（2）论疟疾

虚疟者，或体虚而病疟，或因疟则致虚，六脉微弱，神气倦怠，是以补养正气为主。《经》云：疟脉缓大虚，便用药，不宜用针。盖病疟而脉虚，气先馁矣，故不宜用针而宜用药。所谓阴阳形气俱不足者，勿刺以针，而调以甘药也。补中益气汤、小建中汤二方俱补虚散邪之剂。（《金匮翼·疟疾》）

（3）头痛案

《内经》曰：春气者病在头。今年高气弱，清气不能上升头面，故昏闷。此病本无表邪，因发汗数日，清阳之气愈亏，不能上荣，亦不能外固，所以头苦痛，而恶风寒，不喜饮食，气弱而短，宜升阳补气，头痛自愈。黄芪一钱半，人参一钱，白术、当归、白芍各五分，陈皮、炙甘草、升麻、柴胡、蔓荆各三分，川芎、细辛各二分。上㕮咀，作一服，水煎食后温服减半，再服愈。（《金匮翼·头》，尤在泾引罗太无治柏仲实案）

（4）论飧泄

《经》云：飧泄取三阴。三阴者，太阴也。宜补中益气汤去当归，加白芍。（《金匮翼·泄泻》）

（5）论小便不禁

有脾肺气虚，不能约束水道而病为不禁者，《金匮要略》所谓上虚不能制下者也，宜补中益气之属为主，而以固涩之剂佐之。（《金匮翼·癃闭》）

按语：李东垣在《内外伤辨惑论》中曰"夫脾胃虚者，因饮食劳倦，心火亢盛，而乘其土位，其次肺气受邪须用黄芪最多，人参、甘草次之。脾胃一虚，肺气先绝，故用黄芪以益皮毛而闭腠理，不令自汗损其元气；上喘气短，人参以补之；心火乘脾，须炙甘草之甘以泻火热，而补脾胃中元气，若脾胃急痛并太虚，腹中急缩者，宜多用之"，急者缓之。又曰"白术苦甘温，除胃中热，利腰脐间血"，胃中清气在下，必加升麻、柴胡以引之，引黄芪、人参、甘草甘温之气味上升，能补卫气之散解，而实其表也，又缓带脉之缩急，二味苦平，味之薄者，阴中之阳，引清气上升也。气乱于胸中，为清浊相干，用白陈皮以理之，又能助阳气上升，以散滞气，助诸甘辛为用。"脾胃气虚，不能升浮，为阴火伤其生发之气，荣血大亏，荣气不营，阴火炽盛，是血中伏火日渐煎熬，血气日减，心包与心主血，血减则心无所养，致使心乱而烦，更以当归和之"。清末民初著名医家张锡纯对补中益气汤亦有所发挥，《医学衷中参西录》中记载了治疗胸中大气下陷的升陷汤，则仿补中益气汤之意所创立。

尤在泾运用补中益气汤，治疗病种范围较宽，对于发热、疟疾、头痛、飧泄、小便不禁等病均有使用。其在前贤的基础上，活用补中益气汤补气升阳，治疗脾胃虚损为根本所导致的各类疾病。所谓"正气存内，邪不可干"，脾胃功能健运，病即轻和。气为一身之主，大气一转，其气乃散，气机得畅，人亦安和。

尤在泾对补中益气汤的使用，主要把握三点：一为久病、久劳之人。此类人群其气多虚，神疲懒言，不宜与针，但调以甘药。二为气虚不得固涩，表现为汗出，或大便溏，或小便不禁者，应补中以行气固摄，酌加芍药、五味子等固涩之品。三为加减。尤在泾在原方基础上，去柴胡，加蔓荆子、白芍、细茶，名为新定补中益气汤，旨在升阳益气、祛风止痛，适用于头昏闷微痛、倦怠、气短懒言、恶风寒、不喜饮食等因脾胃气虚、清阳不升所引起的头痛（详见下文）。

（二）自制方剂举隅

1. 新定补中益气汤（《金匮翼·头》）

组成：人参、黄芪、白术各一钱，炙甘草五分，当归、陈皮各七分，升麻二分，蔓荆子、细茶各八分，白芍一钱。

功能：升阳益气，祛风止痛。

主治：脾胃气虚、清阳不升之头痛。症见头昏闷微痛，倦怠，气短懒言，恶风寒，不喜饮食者。

方义：本方是在补中益气汤原方基础上，去柴胡，加蔓荆子、白芍、细茶。方中黄芪，益皮毛而闭腠理，不令损其元气；人参、炙甘草补脾胃中元气；白术苦甘温除胃中热；升麻能引胃中清阳之气；陈皮能散滞气，助诸甘辛为用；当归能和血养血。尤在泾不欲升散太过，因此去柴胡；蔓荆子为李东垣治头痛的常用风药之一，能疏散风热、清利头目；白芍既养阴和血，又能缓急止痛；细茶可清上焦风热，为药引。因"头为诸阳之会"，尤在泾所加三味药性偏凉，以防温燥太过，合前诸药，共奏升阳益气、祛风止痛之功。此方更适用于气虚头痛。

2. 新定吴茱萸汤（《金匮翼·胃脘痛》）

组成：人参一钱，吴茱萸（炮淡）三分，川黄连六分，茯苓二钱，半夏一钱半，宣木瓜七分，生姜适量。

功能：疏肝和胃，降逆止痛。

主治：肝木乘脾、寒热错杂之胃脘痛。症见胃脘痛不能食，食则呕，吞酸嘈杂，口苦，动怒则作，脉弦者。

方义：本方是吴茱萸汤和左金丸的合方加减而成。尤在泾在两方基础上去大枣，加茯苓、半夏、木瓜。吴茱萸汤，温肝暖胃，降逆止痛；左金丸疏肝和胃；茯苓合人参补中，半夏合生姜和胃止呕，木瓜柔肝缓急止痛。全方寒热并用，肝脾同调，则胃痛得愈，呕吐可止。

3. 新定桂苓汤（《金匮翼·胃脘痛》）

组成：桂枝一钱，茯苓三钱，人参一钱，甘草五分，芍药一钱，生姜五分。

功能：温阳利水，降逆止痛。

主治：水逆胃痛。症见胃脘痛，心下逆满，气上冲胸，甚者起则头眩，渴欲饮水，小便不利，脉弦者。

方义：本方是桂枝汤和五苓散的合方加减而成。尤在泾在两方基础上去泽泻、猪苓、白术、大枣，加人参而成。对于水逆胃痛，尤在泾认为，既要泄水气，还应益胃气。桂枝汤益阴温阳，调和脾胃；五苓散温阳健脾，降逆利水。尤在泾认为，白术之滞，不如人参之益胃；泽泻、猪苓恐过伤肾气，不如芍药之摄水下行。因此，全方可奏温阳利水、降逆止痛之功。

4. 新定人参乌梅散（《金匮翼·疟疾》）

组成：人参三钱，乌梅一枚，黄芪、当归、茯苓、陈皮各一钱，鳖甲、制首乌、白术各二钱。

功能：益气养血，祛邪截疟。

主治：治虚疟、劳疟。症见寒热时作，稍劳即发，面色萎黄，少气不食，神气倦怠，六脉微弱，大便溏滑者。

方义：本方是在《景岳全书》何人饮的基础上，加黄芪、茯苓、白术、鳖甲、乌梅而成。疟疾日久，耗气伤阴，阴阳气血俱不足，尤在泾认为应以补养正气为主，调以甘药补虚散邪。何人饮能补益气血，散邪截疟；黄芪、茯苓、白术益气和中；乌梅主久疟，鳖甲"为治疟之要药"（《本草经疏》），可益阴除热散结。全方更适合治疗虚疟、劳疟。

尤在泾

后世影响

一、历代评价

尤在泾视《金匮要略》为医书之祖、治病之宗，指出"其方约而多验，其文简而难通"。故本着"以吾心求古人之心"的认真态度，将研究《金匮要略》之心得加以修改、补充、整理，且将《金匮要略》中"深文奥义，有通之而无可逋者，则阙之；其系传写之误者，则拟而正之；其或类后人续入者，则删汰之"，务求得其典要，故将该书提名为《金匮要略心典》。清·徐大椿在该书序文中曰："其间条理通达，指归明显，辞不必烦而意已尽，语不必深而旨已传……由此以进，虽入仲景之室无难也。"

尤在泾所著《伤寒贯珠集》，后人评价甚高。如清·朱陶性在该书序中称其能"汇诸家之学，悟仲景之意，遂能提其纲挈其领"。

清·唐大烈《吴医汇讲》云："喻氏《尚论》脍炙人口，然以尤在泾《贯珠集》较之，则又径庭矣。仲景著书之旨，如雪亮月明，令人一目了然，古来未有。"

尤在泾研读、阐释古人著述，却不囿于古人思想，而能阐发自己的创见，有所发明。如清·柳宝诒在《柳选四家医案》中关于尤在泾医案的评语说："乃观此案，论病则切理餍心，源流俱澈，绝不泛引古书；用药则随证化裁，活泼之地，从不蹈袭成方。可见食古期能化，裁制贵在同时……若先生读书不可谓不多，用功不可谓不切，其沉酣于仲景之书，尤不可谓不深，乃其论病之平易近情者如是，主方之妥帖易施者如是，是则此案不第为治病之良规，并可为读古之心法已。"其后，吴谦、陈修园等人之阐述颇多受其启发，尤在泾《金匮要略心典》问世后被后世称为善本，视为学习《金匮要略》必读之书。

近代章太炎认为，"自金以来，解《伤寒论》者多矣……能卓然自立者，创通大义，莫如浙之柯氏；分擘条理，莫如吴之尤氏。嗟乎，解伤寒者百余家，其能自立者，不过二人。"（见陆渊雷《伤寒论今释·章太炎序》）

哈荔田教授在《名老中医之路·学无止境锲而不舍》一文中说："仲景之书注家甚多，我初学习，先父命读尤在泾之《伤寒贯珠集》《金匮心典》，认为尤在泾之注对辨证立法阐发精当，剀切详明，不浮不隘……故对初学者理解仲景之旨，诚多帮助。"《伤寒贯珠集》和《金匮要略心典》两书是当今医者学习张仲景学说的重要参考书籍，其中许多精辟的注释，被选入中医药院校的《伤寒论讲义》《金匮要略讲义》中。

二、学派传承

在伤寒学派中，尤在泾属辨证论治一派，注重按法类证。与钱潢相比，钱氏研究中吸收了方有执、喻嘉言的风伤卫、寒伤营、风寒两伤营卫的观点，故其"太阳上篇"为中风证治、"太阳中篇"为伤寒证治、"太阳下篇"为风寒两伤营卫证治，是承袭三纲学说而以法类证。而尤在泾则针对主症和病机，将《伤寒论》中三阳篇归纳为八法，既正治法、权变法、斡旋法、救逆法、类病法、明辨法、杂治法和刺法等，三阴经亦有表里温清诸法可辨，如此治法为纲统领病证、病机与方药，可谓别具一格。

尤在泾之子图南、召南，侄东屏、惕峰，其孙世楠，门人沈平舟、柏澹安等，皆承其业。

三、后世发挥

尤在泾的《金匮要略心典》精简可宗，吴谦编撰的《医宗金鉴·金医要略注》多采取其观点。唐大烈曾在《吴医汇讲》中说:"何其《金匮心典》梓行于世,并采入御纂《医宗金鉴》,而《贯珠集》一书,尚未传播,良可惜哉!"陈修园的《金匮要略浅注》中,也多宗其说。丁章森认为,陈修园《金匮要略浅注》对尤在泾等前贤的研究推崇备至,陈氏在《金匮要略浅注·凡例》中说:"《金匮要略》,赵以德、胡引年、程云来、沈自南、喻家言、徐忠可、魏念庭、尤在泾辈,所著之书,盛行于海内,凡业医者无有不备。余即于书中取其能发挥本文之旨者,重订而收录之,以为迎机之导。"他在书中多处引用尤在泾的论述,如在"血痹虚劳病脉证并治第六"篇"虚劳里急,悸,衄,腹中痛,梦失精,四肢酸痛,手足烦热,咽干口燥,小建中汤主之"句后,引用尤在泾之言,从生理、病因、病机、立方用药上,层层剖析,阐明了小建中汤"甘与辛合而生阳,酸得甘助而生阴,阴阳相生,中气自立,是故求阴阳之和必于中气,求中气之立者,必以建中"的道理。

尤在泾在《金匮翼》和《静香楼医案》中记述了大量临证经验及病案,后人对其进行总结提炼,发挥己见。朱志华等总结《金匮翼》《静香楼医案》中治疗血证的医案,提出治血三法,认为尤在泾治疗注重"先其所因",不滥用收涩止血之品,遵循辨证论治,以正本清源为法。杜洋深入分析《静香楼医案·肢体诸痛门》所载肢体疼痛医案 10 则,总结了疼痛的三种病机,认为尤在泾对肢体疼痛的辨证论治,以张仲景思想为宗,博采诸贤之长,处方立意深邃。李志刚等提出,尤在泾治中风有三个特点:一是强调肝风在中风发病中的重要作用;二是认为中风其本在肝,同时明确提出五脏风之病名;三是认为中风为病,有脏腑经络深浅之异,临证需要注意。他们同时列举了尤在泾治疗中风的八大治法及五脏风之别,总结中风的临床治疗,宜区别对待,选用适宜治法,以患者病情痊愈为目的,切忌胶柱鼓瑟,不知变通。史欣德提炼出尤在泾的养肺阴五法等。

　　综上所述，尤在泾聪明好学，性格沉静，能诗善文，淡泊名利，晚年诊治技术精湛，名噪于时，与叶天士、徐大椿、王晋山先后齐名。他博览医书，致力于张仲景学说研究数十年，其学术观点一直为后世伤寒研究学者所推崇，产生了深远影响。试从以下三个方面简要总结其学术观点与学术贡献。

　　其一，倾心仲景，治学严谨。尤在泾对张仲景著作研究尤深，在反复临证实践中不断学习总结，根据切身体会，日渐积累，一有心得，"辄笔诸简端"，善于思索，"务求当于古人之心而后已"，而且治学严谨。他所著《伤寒贯珠集》，不落方喻窠臼，立正治、权变、斡旋、救逆、类病、明辨、杂治诸法，以法类证，逐条分析，分类对比，揭示了伤寒六经证治规律。尤在泾之书内容新颖，结构严谨，注释精辟，词简意深，犹如"轮珠在手"，深受后世医家推崇，至今为研究仲景伤寒学说的较好注本之一。《金匮要略心典》能提纲挈领地阐发张仲景奥旨，且立论中肯，释义简要，条理清晰；后又复取杂病，祖述张仲景遗意，荟萃各家之说，参以论断，详其证治，广其方药，著《金匮翼》，羽翼《金匮要略》。这几部著作，一直是后世学习的范本，明理简要，可以使后学者穷本溯源。

　　其二，尊古不泥，勘正前误。历代伤寒注家，对于经论和名家的注解，大都奉为圭臬，即便有疑惑也多是随文衍义；而尤在泾则尊古不泥，敢于纠正前人的错误。如他在《伤寒贯珠集》中，不仅评述王叔和的错误之处，而且对一些注家的纰漏也给予纠正，直抒己见。这种批判地继承前人经验的学习方法和求真务实的精神，对于后世研究张仲景的学术思想很有借鉴意义。

　　其三，荟萃百家，融会贯通。尤在泾既能博极医源，师法前贤，又能与自己临证心得融会贯通。他的学术思想多以喻嘉言为宗，临证喜用张仲景方，但善于因时裁制；曾受李中梓影响，重视调治脾胃，常选石斛、麦冬、粳米等清滋益胃之品。其治杂病，燮理阴阳，刚柔相济而法出张仲景，重视脾肾阳气；善用甘温而颇似李中梓、李东垣；医案立方稳朴，轻灵平正，说理简要，风格逼近叶天士，且不拘成法，重在临证，强调治病详审病机，医术精湛，颇具特色。其所著《静香楼医案》为临证实录，医案中按语重议论，或推阐病源，或明辨治法，皆能依据经典理论对病情做出分析，阐明自己的观点，是众多医案中的典范之作。

总之，尤在泾注重以法类证，以证论治，论病则源流俱澈、辨证精当，切中脏腑病机；论治则善用经方，且灵活化裁，绝不蹈袭成方；同时博采众长，功力深厚，不同凡响，其学术思想和临证经验，值得后世同道学习和借鉴。

尤在泾

参考文献

［1］清·尤怡著；清·朱陶性校.伤寒贯珠集［M］.上海：上海卫生出版社，1956.

［2］清·尤怡著；上海中医学院中医基础理论教研组校.金匮要略心典［M］.上海：上海人民出版社，1975.

［3］清·尤怡著；王新华校.医学读书记［M］.江苏：江苏科学技术出版社，1983.

［4］清·尤怡著；许有玲校.金匮翼［M］.北京：中国中医药出版社，1996.

［5］清·柳宝诒评；盛燕江校.柳选四家医案［M］.北京：中国中医药出版社，2008.

［6］清·尤怡.金匮要略心典［M］.北京：中国中医药出版社，2009.

［7］李经纬.中国医学百科全书［M］.上海：上海科学技术出版社，1987.

［8］徐凌云，高荣林.典要仲景学说的尤怡［M］.北京：中国科学技术出版社，1989.

［9］徐世昌.晚晴簃诗汇［M］.北京：中华书局出版.1990

［10］陈克正.叶天士诊治大全——叶天士医案研究［M］.北京：中国中医药出版社，1992.

［11］清·沈潜德编；吴雪涛，陈旭霞校.清诗别裁集［M］.石家庄：河北人民出版社，1997.

［12］南京中医药大学.中药大辞典［M］.上海：上海科学技术出版社，2000.

［13］裘沛然.中国医籍大辞典［M］.上海：上海科学技术出版社，2002.

［14］任应秋.中医各家学说［M］.上海：上海科学技术出版社，2002.

［15］张国骏.伤寒论思维与辨析［M］.北京：中国中医药出版社，2006.

［16］裘沛然，丁光迪．中医各家学说［M］．北京：人民卫生出版社，
　　　2008.

［17］任应秋．中医各家学说讲稿［M］．北京：人民卫生出版社，2008.

［18］王永炎，鲁兆麟．中医内科学［M］．北京：人民卫生出版社，2011.

［19］徐荣斋．李士材学派考略［J］．上海中医药杂志，1980（2）：43-44.

［20］沈敏南．浅谈尤在泾《伤寒贯珠集》［J］．河南中医，1981（5）：21-
　　　23.

［21］李振洲．尤怡临证经验初探［J］．中医杂志，1982（9）：9-11.

［22］孟景春．释"土厚则火自敛"［J］．浙江中医学院学报，1984，8（6）：
　　　13.

［23］王祖雄．条文缕析，层次井然——论尤在泾"治痰七法"［J］．上海中
　　　医药杂志，1985（5）：3-6.

［24］竹剑平．尤在泾及其《伤寒贯珠集》［J］．北京中医杂志，1986（5）：
　　　45-47.

［25］高荣林．尤怡活用六味丸的经验探讨［J］．北京中医杂志，1986（6）：
　　　40-41.

［26］李惠林．从《伤寒贯珠集》看尤在泾治伤寒学说的主要学术观点［J］．
　　　陕西中医函授，1987（4）：1-3.

［27］张建文．尤怡对《伤寒论》注诠的学术贡献［J］．河南中医，1988（3）：
　　　8-9.

［28］胡国俊．厚土敛火法刍议［J］．辽宁中医杂志，1988（9）：4-5.

［29］刘宏岩．《金匮要略心典》所引"李氏"考［J］．江苏中医，1989（2）：
　　　38.

［30］史欣德．尤在泾养肺阴五法［J］．南京中医学院学报，1989（2）：61-

62.

［31］刘德桓.试评《金匮要略心典》的学术思想［J］.江西中医药，1989
（3）：2-4.

［32］高清平."厚土敛火"临证一得［J］.四川中医，1989（6）：7.

［33］李玉贤.《静香楼医案》评述［J］.新疆中医药，1992（1）：49-50.

［34］张宗栋.尤怡生平事迹补遗［J］.云南中医学院学报，1992，15（3）：
44-45.

［35］顾瑞生，殷苏燕.浅论尤在泾对《金匮要略》的贡献［J］.上海中医
药杂志，1993（12）：38-40.

［36］刘兴武.厚土敛火法治疗复发性口腔溃疡验案举隅［J］.北京中医杂
志，1993（5）：46.

［37］陈玉书，王克让.《柳选四家医案》治痰法浅析［J］.杏苑中医文献
杂志，1994（1）：8-10.

［38］潘桂娟，金香兰.论尤在泾治痰7法［J］.中医杂志，1994，35（9）：
520-521.

［39］刘兴武."厚土敛火法"治复发性口腔溃疡［J］.新中医，1994（9）：
16-17.

［40］王永彬.枳实导滞丸治阴吹1例［J］.甘肃中医，1995，8（1）：17.

［41］王鹤龄.评尤在泾"煎厥即热厥"之误［J］.国医论坛，1996，11
（5）：42.

［42］安艳秋.尤怡学术思想探讨［J］.光明中医杂志，1996（6）：3-5.

［43］肖莹.浅析《伤寒贯珠集》之特色［J］.国医论坛，1999，14（1）：
37-38.

［44］王佳林，马利琴.制木安金法治疗顽固性咳嗽2例［J］.内蒙古中医

药，1999（18）：38.

［45］张声鹏.类证为纲，方证为目——《伤寒贯珠集》编排体例新说［J］.
中医文献杂志，1999（4）：22-23.

［46］蒋贵平，姚龙华.尤氏中风八法运用体会［J］.实用中医药杂志，
2001，17（7）：42.

［47］李志刚，祝美珍.尤怡论治中风述要［J］.浙江中医杂志，2001（8）：
329-331.

［48］关新军，顾武军.尤怡治疗血证的经验经纬［J］.中医药学刊，2003，
21（12）：2077.

［49］武重阳.读《金匮要略心典》［J］.天津中医学院学报，2004，23（4）：
174-176.

［50］关新军，王娅玲.尤怡临证特色述要［J］.江苏中医药，2004，25（4）：
6-7.

［51］伊广谦，张慧芳.尤在泾与《伤寒贯珠集》［J］.江西中医药，2004，
3（35）：57-58.

［52］丁海涛，王君金.《金匮要略心典》辨治思想探析［J］.中国中医基
础医学杂志，2005，11（12）：937.

［53］黄煌.尤在泾医案选读——清代名医医案选读之一［J］.江苏中医药，
2005，26（2）：40-43.

［54］吕志杰.读《金匮要略心典》心得［J］.北京中医药大学学报，2005，
28（5）：20-22.

［55］丁章森.论金匮要略浅注的学术特色［J］.中医药管理杂志，2007，
15（6）：452-453.

［56］赵天才，杨景锋.论《金匮要略心典》的学术成就［J］.陕西中医学

院学报，2007，30（1）：1-3.

［57］杨文喆，张再良.触摸医学发展的脉搏——读尤怡《金匮翼》［J］.上海中医药杂志，2007，41（5）：15-17.

［58］李怀之.《金匮要略心典》注释特色探析［J］.江西中医学院学报，2008，20（1）:12-13.

［59］韩维斌.试论尤怡对《伤寒论》太阴病的著述［J］.甘肃中医，2008，21（10）：5-6.

［60］李怀之.谈清代医家尤怡对《金匮要略》的贡献［J］.四川中医，2008，26（10）：38-39.

［61］胡志洁.《伤寒贯珠集》学术思想探讨［J］.江西中医药，2008，6（39）：11-12.

［62］黄力.《评选静香楼医案》脉法特色探析［J］.中国中医基础医学杂志，2009，15（9）：642-643.

［63］朱志华，陈肖霖，陈永健，等.浅析尤怡治疗血证三法［J］.光明中医，2009，24（4）：630-631.

［64］陈强，安艳丽.尤在泾治疗血证特色探讨［J］.中医药学报，2009，37（5）:7-9.

［65］杜洋.尤怡治疗肢体疼痛的经验［J］.黑龙江中医药，2009（5）:56-57.

［66］张云龙，马超.《静香楼医案》调肝思想探析［J］.辽宁中医药大学学报，2010，12（10）：73-74.

［67］李鹏，周铭心.运用方剂计量学方法研究温补学派医家尤在泾传承轨迹的特殊性［J］.中华中医药杂志，2010，25（12）：2096-2100.

［68］张瑞，李雪梅.浅谈《金匮要略心典》的学术思想［J］.中华中医药

学刊，2010，28（10）：2174-2175.

［69］王振瑞.博学而寡欲的尤怡［J］.中华医史杂志，2010，40（6）：379.

［70］夏晨，厉有名.《伤寒贯珠集》六经病阐幽［J］.浙江中医杂志，2010，45（2）：89-90.

［71］蓝忠仁，谢茂源.浅谈《伤寒贯珠集》［J］.吉林中医药，2011，31（1）：83-85.

［72］张仁岗.《伤寒贯珠集》编次体例新识［J］.贵阳中医学院学报，2011，33（5）：119-120.

［73］李鹏，周铭心.尤在泾临证用药方剂计量学研究［J］.中医杂志，2011，52（4）：329-332.

［74］李今庸.《史记》仓公火齐汤考［J］.中医文献杂志，2012（2）：33.

［75］陈圣华，甘密密.尤在泾学术思想概论［J］.河南中医，2012，32（2）：155-156.

［76］付笑萍."饲鹤山人"与"饮鹤山人"清代医家尤怡自号之辨析［J］.中医文献杂志，2012（6）：31-32.

［77］方莉，李达.尤怡咳嗽证治初探［J］.中医药临床杂志，2013，25（1）：73-74.

［78］林亭秀，杨钊田.尤在泾辨治咳嗽特色探析［J］.中国中医基础医学杂志，2014，20（3）：301-302.

［79］王丽娜.明清医家《金匮要略》注释研究［D］.北京：北京中医药大学，2005.

［80］王霞，阎润红.补中益气汤的文献学研究［D］.武汉：湖北中医学院，

2008.

［81］高艳秋，戴慎.补中益气汤方证相应性研究［D］.南京：南京中医药大学，2009.

［82］陈强.尤在泾学术思想研究［D］.乌鲁木齐：新疆医科大学，2010.

［83］林亭秀.张志聪六经气化学说［D］.北京.北京中医药大学，2010.

汉晋唐医家（6名）

张仲景　王叔和　皇甫谧　杨上善　孙思邈　王　冰

宋金元医家（18名）

钱　乙　成无己　许叔微　刘　昉　刘完素　张元素

陈无择　张子和　李东垣　陈自明　严用和　王好古

杨士瀛　罗天益　王　珪　危亦林　朱丹溪　滑　寿

明代医家（25名）

楼　英　戴思恭　王　履　刘　纯　虞　抟　王　纶

汪　机　马　莳　薛　己　万密斋　周慎斋　李时珍

徐春甫　李　梴　龚廷贤　杨继洲　孙一奎　缪希雍

王肯堂　武之望　吴　崑　陈实功　张景岳　吴有性

李中梓

清代医家（46名）

喻　昌　傅　山　汪　昂　张志聪　张　璐　陈士铎

冯兆张　薛　雪　程国彭　李用粹　叶天士　王维德

王清任　柯　琴　尤在泾　徐灵胎　何梦瑶　吴　澄

黄庭镜　黄元御　顾世澄　高士宗　沈金鳌　赵学敏

黄宫绣　郑梅涧　俞根初　陈修园　高秉钧　吴鞠通

林珮琴　章虚谷　邹　澍　王旭高　费伯雄　吴师机

王孟英　石寿棠　陆懋修　马培之　郑钦安　雷　丰

柳宝诒　张聿青　唐容川　周学海

民国医家（7名）

张锡纯　何廉臣　陈伯坛　丁甘仁　曹颖甫　张山雷

恽铁樵